ENERGY MEDITATION

바른 숨을 통한
에너지명상

# 선앤숨

선앤숨 연구소

군자출판사

# 선앤숨

첫째판 1쇄 인쇄 | 2019년  8월  14일
첫째판 1쇄 발행 | 2019년  8월  26일

지 은 이  선앤숨연구소
발 행 인  장주연
출 판 기 획  한수인
편집디자인  신지원
표지디자인  신지원
일 러 스 트  김명곤
발 행 처  군자출판사(주)
　　　　　등록 제4-139호(1991. 6. 24)
　　　　　본사 (10881) **파주출판단지** 경기도 파주시 회동길 338(서패동 474-1)
　　　　　전화 (031) 943-1888　　　팩스 (031) 955-9545
　　　　　홈페이지 | www.koonja.co.kr

ISBN 979-11-5955-474-2

정가  40,000원

# 선앤숨

바른 숨을 통한 에너지명상

선앤숨연구소

Dedicated to all breathing meditators

in past, present, and future.

목차 _____ **Contents**

| 일러두기 |

* 『선앤숨®』에 나오는 수련법은 동양 전통의 선(仙), 단(丹), 정기신(精氣神) 수련법, 그리고 서양의 소마틱스, 에너지명상 기법을 융합해 새롭게 내놓는 수련법입니다. 이 책에 나오는 수련법을 전문 지도자의 체계적인 코칭&지도 없이 혼자서 수련했을 때 생기는 부작용에 대해서는 책임을 지지 않습니다.

* 『선앤숨®』에 나오는 각 단계와 경락, 경혈 용어는 『참동계』, 『태을금화종지』, 『혜명경』, 『활인심방』, 『용호비결』, 『천서』, 『황제내경』, 『동의보감』 같은 여러 종류의 전통 선도수련 서적과 동양의학 서적을 참조했습니다. 하지만 동양 전통 수련법에 나오는 한문 용어를 새롭고 이해하기 쉽게 개념 정의를 하였습니다. 따라서 위의 책, 또는 다른 수련 단체에서 정의하는 수련 개념과 선앤숨® 수련에서 정의하는 개념이 용어의 형태는 비슷해도 그 내용은 많이 다르다는 점을 명시합니다.

* 『선앤숨®』 책에 나오는 내용은 실제 수련을 통한 오랜 체득의 결과물입니다. 현대과학적인 관점에서 이해가 되지 않는 부분이라 여겨지더라도 실제 수련을 바르게 해나가다 보면 누구나 체득할 수 있는 내용들입니다. 이 책에 소개된 내용들이 몸, 에너지, 마음의 조화를 찾는 이들에게 구우일모(九牛一毛) 만큼이라도 기여할 수 있기를 희망합니다.

* 책 표시는 『 』, 편 표시는 「 」, 인용과 강조는 모두 겹따옴표(" ") 하나로 처리하였습니다. 홑따옴표(' ')가 들어갈 부분도 모두 겹따옴표로 통일합니다. 또 부연설명과 참조문헌은 별표( * )로 처리하여 해당 페이지 하단에 삽입하였습니다. 이 책의 동작 설명란에 나오는 길이 표시는 "동신촌법"을 따릅니다. 동신촌법에 대해서는 부록 1을 참조하세요.

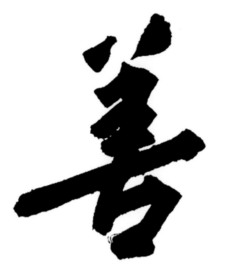

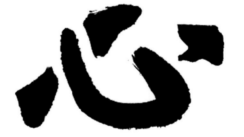

# 서문

•

## Introduction

"나는 누구인가?"

지구 위에서 이족직립보행을 발전시키던 먼 과거부터 첨단 과학의 힘으로 생명과 우주의 신비를 탐구하고 있는 현재까지 수많은 이들이 해왔던 질문이며, 인간이 살아 있는 한 앞으로도 계속 하게 될 질문이다. 시간과 공간이라는 한계 상황에서 벗어날 수 없는 인간은 끊임없이 이 질문을 마주하게 되며, 사색과 수련을 통해 생노병사의 운명을 벗어날 수 있는 계기를 찾는다.

"나는 누구인가?"

나인간는 항상 변화하는 과정에 있는 존재이다. 하지만 태어난 순간부터 삶을 마감하는 순간까지 한계성을 벗어날 수 없는 육체를 지닌채 단지 빠르게 변화하는 세상에 순응하며 살아가야만 하는가? 아니면 "나는 누구인가?"라는 질문을 붙잡고 매일 쏟아져나오는 방대한 양의 지식에 매몰되어 고뇌의 나날을 보내야만 하는 걸까? 변하지 않는 진정한 나는 없는 걸까? 도대체 "참된 나"는 누구인가?

결론부터 말하자면 "참된 나자신"는 곧 "나의 근원의 마음"이다. 여기서 말하는 "나의 근원의 마음"은 지금 이 순간을 살아가는 "나라는 인간이 지닌 감정과 지식의 결합체"가 아니라 "차원이 다른 고유한 빛"을 가리킨다. 다시 말해 인간은 누구나 자신만의 "근원의 마음"이라는 "고유한 빛"을 지니고 있으며, 그렇기 때문에 "참된 나"를 알기 위해서는 마음 즉, 빛을 알아야 한다.

하지만 "근원의 마음고유한 빛"을 단지 지식을 쌓는 것만으로 알기는 어렵다. 여기서 말하는 빛은 물리학적인 빛이 아닌 "다른 차원의 빛"이기 때문이다. 따라서 내가 누구인지 알기 위해서, 다시 말해 내 "근원의 마음"을 알기 위해서는 "마음이라는 빛"을 인식할 수 있는 수준으로 현재의 나의식를 상승시키는 작업이 필요하다. 현재의 나의식를 "상승"시키기 위해서는 에너지진기가 필요하며, 에너지를 얻는 핵심이 바로 바른 숨을 깨닫는 데 있다. 정리하자면, "마음"을 알기 위해서는 "빛"을 알아야 하고, "빛"을 알기 위해서는 "에너지진기"를 얻어야 하며, "에너지"를 얻기 위해서는 "바른 숨호흡"을 깨우쳐야 한다.

바른 숨(호흡) ➡ 에너지(진기) ➡ 빛 ➡ 마음

이 책에서는 나를 찾아가는 과정을 한국의 선仙 수련을 중심으로 정리하였다. 선 수련의 핵심이 곧 "바른 숨호흡"이다. 바른 숨을 통해 바른 선의 길을 걸어 "나의 근원의 마음근본마음"을 찾아가는 방법이 바로 선앤숨SUN&SUM이다.

마음이라는 빛을 알기 위해서는 인간의 의식이 빛의 차원을 넘나들 수 있어야 한다. 하지만 인간의 의식은 그 힘이 약하기 때문에 빛의 차원을 넘나들 수 없다. 그래서 의식을 실을 수 있으며 빛의 차원을 넘나들 수 있게 하는 배Ship가 필요한데, 이를 "라이트바디Light Body"라 한다. "라이트바디"는 그 자체가 고차원적인 빛임으로 차원의 벽을 자유로이 넘나들 수 있다. 이 라이트바디를 이루기 위해서는 몸 전체의 에너지라인경락이 모두 에너지진기로 유통에너지 돌리기되어야 한다.

선앤숨 수련에서 제시하는 "바른 숨"을 통해 에너지를 유통<sup>에너지돌리기</sup>시키기 위해서는 우선 제대로 된 에너지센터<sup>단전</sup>가 만들어져야 하고, 이 에너지센터에 에너지<sup>진기</sup>가 가득 차야 한다. 에너지센터에 에너지가 가득 차면 자연스럽게 에너지라인을 통해 흘러가게 된다. 허리 에너지라인, 척추 에너지라인, 코어 에너지라인, 경락 에너지라인을 유통시키는 과정을 거쳐 에너지돌리기가 진행되며, 이러한 과정 중간엔 에너지돌리기 수련을 조화시키고 승화시키는 에너지안정화, 에너지볼, 라이트퓨전과 같은 수련이 있다. 또한 이러한 에너지 수련을 더욱 효율적으로 진행하기 위해서 "천지 대자연과 사람의 마음에 대한 이해"가 필요하다. 이를 효율적으로 트레이닝할 수 있도록 에너지트라이앵글, 에너지퓨전, 에너지리딩과 같은 과정을 거친다.

이 책에서는 라이트바디를 이루는 과정까지만 소개한다. 선앤숨 수련을 세분하여 도식화하면 다음과 같다.

| 구분 | 목표 | | 단계 | 이름 |
|---|---|---|---|---|
| STEP 1 | 바른 숨 익히기 / 에너지센터 만들기 | | 1 | 에너지센터 만들기 |
| | 에너지센터 채우기 | | 2 | 에너지센터 채우기 |
| | 에너지 돌리기 | 상하 균형 | 3 | 허리 에너지라인 |
| | | 좌우 균형 | 4 | 척추 에너지라인 |
| | | 에너지의 조화 | 5 | 에너지안정화 |
| STEP 2 | | 내외 균형 | 6 | 코어 에너지라인 |
| | | 천지 대자연과 사람 마음의 이해 | 7 | 에너지트라이앵글 |
| | | | 8 | 에너지퓨전 |
| | | | 9 | 에너지리딩 – 자연 |
| | | | 10 | 에너지리딩 – 인간 |
| | | 12정경과 기경8맥 | 11 | 경락 에너지라인 |
| STEP 3 | | 경락 에너지라인의 조화 | 12 | 에너지볼 |
| | | 에너지의 승화 | 13 | 라이트퓨전 |
| | 라이트바디 | | 14 | 라이트바디 |

**STEP 1.** 하부 에너지센터를 만들고 안정화시키기.

**STEP 2.** 에너지로 몸 전체의 에너지라인을 유통시키기.

**STEP 3.** 온몸의 에너지를 더욱 안정화시키고 밝게 만들어 라이트바디 Light Body 이루기.

선앤숨 수련에서는 각각의 스텝을 다음과 같이 세분한다.

## STEP 1.

**Level 1. 에너지센터 만들기:** 석문혈을 중심으로 에너지를 담을 수 있는 에너지센터를 만든다.

**Level 2. 에너지센터 채우기:** 에너지를 에너지센터에 채운다.

**Level 3. 허리 에너지라인:** 허리 에너지라인을 유통시켜 상하 에너지균형을 맞춘다.

**Level 4. 척추 에너지라인:** 척추 에너지라인을 유통시켜 좌우 에너지균형을 맞춘다.

**Level 5. 에너지안정화:** 상대적으로 부족한 에너지를 채워 온몸의 에너지를 안정화<sup>조화</sup>시킨다.

## STEP 2.

**Level 6. 코어 에너지라인:** 의식을 이용하여 몸의 코어를 지나는 5개 에너지라인을 에너지로 유통시킨다.

**Level 7. 에너지트라이앵글:** 외부의 에너지 중 3가지<sup>해, 달, 별의 에너지</sup>를 끌어와 석문혈, 명문혈, 회음혈을
중심으로 트라이앵글을 형성한다.

**Level 8. 에너지퓨전:** 외부의 에너지와 나의 에너지를 조화시킨다.

**Level 9. 에너지리딩 − 자연:** 중부 에너지센터로 자연물의 에너지를 읽는다.

**Level 10. 에너지리딩 − 인간:** 중부 에너지센터로 인간의 에너지를 읽는다.

**Level 11. 경락 에너지라인:** 에너지라인 전체<sup>12정경과 기경8맥</sup>를 에너지로 유통시킨다.

## STEP 3.

**Level 12. 에너지볼:** 에너지볼을 만들어 온몸의 에너지라인을 안정화/업그레이드시킨다.

**Level 13. 라이트퓨전:** 온몸을 에너지로 변화시킨다. 본격적인 라이트<sup>신</sup> 수련의 시작.

**Level 14. 라이트바디:** 라이트볼 안의 라이트바디를 찾아 합일한다.

선앤숨 STEP 1은 몸의 건강을 원하는 사람에게 큰 도움이 된다. 하부 에너지센터를 만들어 기본적인 에너지균형 energy balance 을 맞추기 때문에 몸의 에너지가 고갈되어 만성피로에 시달리는 현대인에게 좋은 수련이다. 몸의 에너지균형이 맞추어지면 이에 따라 근골격계의 정렬이 좋아질 뿐만 아니라 심혈관계의 순환기능도 좋아지며, 면역기능도 향상된다.

선앤숨 STEP 2는 에너지 세계를 탐구하려는 사람에게 체득의 기쁨을 선사한다. 수련의 경지가 높아져 STEP 2의 단계에 접어들면 인체에 있는 모든 에너지라인 경락, 즉 12정경과 기경 8맥을 에너지로 유통시킬 수 있다. 경락은 오직 올바른 호흡 수련을 통해서만 그 실체를 경험할 수 있다. 많은 이들이 단지 머리로 추측하여 "경락은 없다"고 여긴다. 하지만 경락은 실재하며, 선앤숨 수련을 통해 누구나 12정경과 기경 8맥을 에너지로 유통시킬 수 있다. 에너지센터에 에너지가 모이고 에너지라인이 유통되는 경험을 하게 되면 세상을 바라보는 관점도 바뀌게 된다. 자신의 몸뿐만 아니라 이 우주 자체가 에너지 차원에서 서로 연결되어 있음을 체득하게 되고, 그로 인해 의식 변화가 일어나게 된다.

선앤숨 STEP 3은 에너지를 더욱 밝게 만들이 라이드바디를 이루는 과정이다. 자신의 마음을 알기 위해서는 반드시 라이트바디를 이루어야 한다.

이 책은 총 4부로 이루어져 있으며 수련 순서대로 배열되어 있다. 1부는 다담이다. 다담이란 차를 마시며 담소를 나눈다는 뜻이다. 맑은 차를 마시며 수련을 준비하거나 지난 수련을 되돌아보며 선배의 조언을 듣는 것 또한 수련의 중요한 부분이다. 1부에서는 차와 수련의 관계뿐만 아니라 수련을 이해하는데 필요한 기본 개념과 주의사항에 대해서도 다룬다. 2부에는 준비 운동이 소개되어 있다. 본격적인 수련에 들어가기 전 근육을 스트레칭하고 관절을 열어주는 준비 운동 두 가지를 소개한다. 3부에서는 본격적인 수련법을 다룬다. 에너지센터를 만드는 1단계에서부터 라이트바디를 이루는 14단계까지 수련법과 각 단계별 동작시퀀스 SOM, Sequence Of Motion 를 소개한다. 4부에서는 수련을 마치고 몸을 깨우는 마무리 운동 두 가지를 소개한다.

다담 ➡ 준비 운동 ➡ 수련(동작시퀀스 + 에너지명상) ➡ 마무리 운동

## 선앤숨 수련 순서

선앤숨 수련은 "실제 수행을 통한 얻음", 즉 체득을 중요시한다. 복잡한 개념 정의나 논리적 분석에 매달리기보다는 스스로 수행하여 느끼고 체득하는 것이 이 수련의 핵심이다. 수련을 하는 이들 중 어떤 이들은 깨달음을 중요시하지만 호흡 수련을 하는 이유가 깨달음 자체에 있지만은 않다. 깨달음은 수련을 하는 과정에서 자연스럽게 일어난다. 수련은 온전히 "자기 자신"이 하는 것이기 때문에 깨달음은 개인마다 다를 수밖에 없다. 그러니 자신과 다른 사람의 깨달음을 비교하거나 평가하는 행위는 큰 의미가 없다. 깨달음은 어떤 형태로든, 어느 때든 올 수 있다. 선앤숨 수련을 하는 이들이 방점을 두어야 할 일은 체득 즉, 실제 수련을 통한 변화이다.

체득의 과정에는 크고 작은 명현冥顯이 수반된다. 명현은 스스로를 변화시켜가는 과정에서 발생하는 자연스러운 현상이다. 명현을 통한 변화가 자신에게 항상 편안한 느낌으로 다가오지만은 않는다. 선앤숨 에너지명상 수련을 하게 되면 정기신몸, 에너지, 마음 명현을 겪게 되는데, 다양한 형태의 명현을 통해 지금까지 알지 못했던 자신의 참모습을 스스로 알아가게 된다. 사실 어찌 보면 이러한 변화를 겪어가는 과정 자체가 소중하다. 그러니 수련 결과에 초점을 두기보다는 과정에 의미를 두며 수련하는 태도가 중요하다.

선앤숨 에너지명상 수련을 하면 에너지를 운용하게 되며 빛의 세계를 탐험하는 과정을 거쳐 마침내 궁극의 자기 자신을 알아가게 된다. 이 모든 것이 수련의 크나큰 성과지만 이와 더불어 더욱 의미있는 일은 세상과 더불어 살고 이 세상을 이롭게 하는 것이다. 고차원적인 수련을 한다는 이유만으로 특별할 것은 없다. 오히려 평범해지는 것이 더욱 어렵고도 특별한 일이다. 따라서 수련은 생활 속에서 이루어져야 하며, 궁극의 진리를 공부하는 사람도 현실을

무시하고 생활할 수는 없다. "근원의 빛"에 도달해 "원래의 마음을 이룬 자" 또한 육신을 벗기 전까지는 현실에서 살고 있기 때문이다. 수련의 깊이가 깊어지면 깊어질수록 현실을 더욱 값지고 참되게 살아야 하며, 나아가 이웃과 세상을 밝히는 "빛과 소금"의 역할을 다해야 한다.

노자老子는 상선약수上善若水라는 말을 했다. "최상의 선은 물과 같다"는 의미이다. 하지만 이를 "특별한 것은 평범하다"로 달리 해석할 수도 있다. 참된 수련은 우리 주변에 있으며, 특별한 그 어딘가에 있는 것이 아니다. 실제 수행과 삶은 다르지 않다. 수행이 곧 삶이다. 그러니 삶을 등한시하고 지인들의 마음을 아프게 하는 이는 참된 수련자라 하기 어렵다. 참된 공부를 구하는 자는 가족과 친구, 그리고 주위 사람들의 마음을 먼저 얻어야 한다. 이것이 곧 "근원의 마음"을 얻는 길이며 수련의 지름길이다.

도성구우道成求宇라는 말이 있다. "자신의 공부를 이루고, 공부를 이룬 만큼 세상을 이롭게 한다"는 뜻이 담겨있다. "이 세상을 밝고, 아름답게, 그리고 조화롭게 만든다"는 의미도 내포되어 있다. 수련의 궁극적인 목적은 바로 이 도성구우에 있다. 그렇다고 수련자가 오직 이 타행에 대한 의무감에 경도될 필요는 없다. 그러한 마음은 수련 과정에서 자연스럽게, 그리고 자유롭게 일어나야 한다.

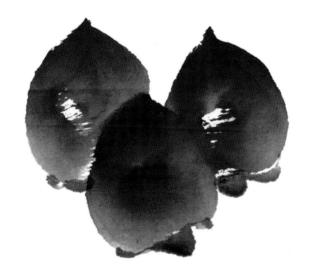

# Part 1

●

## 다담__Tea Time

**심다(心茶)**

한 잔의 향에 가슴 설레이고
한 잔의 맛에 미소 스미며
한 잔의 마음에 눈을 감네

선앤숨 수련은 다담茶談에서 시작된다. 다담이란 "차를 마시면서 이야기를 나눈다"는 뜻이다. 선앤숨 수련에서 다담은 차를 마시고 이야기를 나누는 시간일 뿐만 아니라 수련의 중요한 과정이기도 하다. 선다일여仙茶一如라는 말이 있다. "수련과 차를 마시는 것이 하나"라는 뜻이다. 다담은 "선다일여를 구현하는 시간"이며, 넓게 보면 수련 자체라 해도 과언이 아닐 정도로 선앤숨에서 큰 비중을 차지하고 있다. 그래서 선앤숨 수련자들은 다담 시간을 가볍게 여기지 말고 에너지명상 수련과 더불어 꾸준히 다담을 즐기는 것과 함께 선다일여에 담긴 깊은 의미를 하나하나 찾아보길 바란다.

선앤숨 수련에서 진행하는 다담에는 크게 다음 4가지 의미가 담겨있다.

첫째, 다담은 호흡 수련을 준비하는 과정이다. 대부분의 수련자는 수련하기 바로 전까지 여러 사람들을 만나거나 복잡하고 바쁜 사회생활을 하다가 온 상태이다. 그러다 보니 머리에는 온갖 생각들이 얽혀있으며, 가슴은 답답하고, 몸은 피곤하다. 이때 바로 수련에 들어가는 것보다 다담을 통해 먼저 안정을 취할 필요가 있다. 따뜻한 차를 마시며 몸과 마음을 차분히 정리하면 에너지명상을 할 때 더 깊게 몰입하게 된다. 이번 수련 시간에는 지나온 과정을 어떻게 복습하고, 현재 자신이 하고 있는 수련을 어떻게 진행해 나갈지, 차분하게 준비하는 시간이 다담이다.

둘째, 다담은 같이 수련을 하게 될 수련자도반들과 마음을 나누는 시간이다. 수련은 혼자서도 할 수 있지만 같이도 한다. 그래서 같은 수련을 하는 도반들과의 유대관계는 매우 중요하다. 자신이 어려울 때 다른 도반들에게 의지할 수도 있으며, 또 다른 도반들이 어려움에 처해 있다면 도움을 주거나 서로의 기쁨을 같이 나눌 수 있기 때문이다.

　선앤숨 수련은 단기간에 이루기 어렵다. 오랜 시간을 인내해가며 홀로 걸어가야 하는 길이다. 이때 같은 뜻을 지니고 서로 의지할 수 있는 존재가 곁에 있다는 것은 먼 길을 가야하는 수련자에겐 큰 위안이 된다. 그래서 늘 수련을 함께 하는 이들을 사랑하고 아끼는 마음이 필요하다. 자신의 수련도 중요하지만 때론 옆을 보면서 힘들어하는 도반들을 챙기는 배려심이 필요하다. 크게 보면 이러한 배려 또한 자기 수련의 일부이다.

셋째, 다담은 앞선 공부를 하고 있는 선배의 이야기를 경청하면서 자신의 수련에 도움을 받는 시간이며, 이제 수련을 시작하는 이에게는 친절한 안내를 해주는 시간이다. 선앤숨 수련의 큰 줄기는 이미 이 책 안에 소개되어 있지만 세부적인 것까지 기술되어 있지는 않다. 더구나 수련은 자기 자신이 하는 것이기 때문에 수련 반응 또한 각자의 몸에 맞게 일어난다. 백이면 백 사람의 몸과 마음, 에너지 상태가 모두 다르다.

　수련은 큰 흐름 안에서 각자에 맞게 다양하게 진행된다. 나에게 일어난 현상이 다른 회원들에게 그대로 일어나거나, 다른 이들에게서 일어나는 일들이 나에게도 똑같이 일어나지는 않는다는 뜻이다. 그래서 수련자는 자신에게 일어나는 주관적인 현상을 늘 탐구하고 발전시켜 나가야 수련에 진전을 이룰 수 있다. 이런 측면에서 볼 때 다담은 매우 중요한 시간이다. 수련했던 내용 중 궁금한 부분을 선배에게 물어보고 확인할 수 있는 자리이기 때문이다.

마지막으로 다담은 자신의 수련을 풀어내는 시간이다. 수련을 열심히 하면 온몸에 에너지가 가득차게 된다. 하지만 순간적으로 고밀도의 에너지가 몸 안에 들어왔다고 해서 바로 자기 것이 되는 것은 아니다. 그래서 어느 형태로든 에너지를 소화시키는 과정, 즉 자기화해서 풀어내는 과정이 필요하다.

　수련을 통해 얻은 에너지를 자기화하는 일은 수련 단계마다 거치는데, 이 과정에서 보통 자기도 모르게 깨달음이 일어난다. 그러면서 자신의 몸이나 주위를 깨끗하게 정리하는 행위를 하게 된다. 수련을 통해 마음이 깨끗해지니, 그 깨끗해진 마음이 몸에 영향을 미치고, 다시 행동으로 표출되는 것이다.

수련의 결과가 이처럼 자기도 모르게 특정한 행동으로 풀려나기기도 하지만, 다담을 하는 과정에서 이를 의식적으로 풀 수도 있다. 그런 의미에서 수련에서 얻은 깨달음을 다담 시간에 적극적으로 함께 나누는 것이 좋다. 여러 사람 앞에서 하기 어려운 이야기라면 수련 지도자나 같이 수련하는 이들 중에 뜻이 맞는 사람과 개별적으로 다담을 하는 것도 좋다. 시간적 여유를 충분히 갖고 진솔하게 1:1로 다담을 해보자. 수련이 앞선 선배, 또는 함께하는 이들과 다담을 통해 자신의 수련을 풀어내면서 스스로를 새롭게 정리해 나가다 보면 수련이 한층 진보하게 된다.

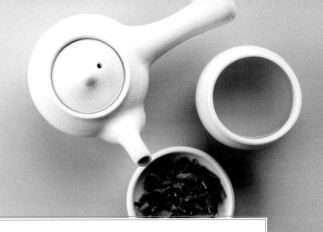

# 녹차
## 마시는 법

녹차는 에너지를 안정시켜 마음을 차분하게 해주며 몸을 정화시키는 효과가 탁월하다. 또한 에너지를 에너지센터에 모아주는 효과도 있기 때문에 수련을 하기 좋은 몸 상태를 만들어준다. 육식과 음주를 하게 된 경우에도 녹차를 따뜻하게 내서 충분히 마신 후 수련을 하면 좋다. 그렇기 때문에 수련인과 녹차는 떼려야 뗄 수 없는 관계이다. 선앤숨 수련자들이 다담 때 마시는 차는 주로 녹차와 황차이다. 물론 질 좋은 보이차나 홍차 등도 좋지만 특히 녹차는 호흡 수련을 하는 이들에게 매우 중요하다.

보통 녹차는 3잔, 5잔, 7잔 순으로 마시는데 이는 차를 우려내는 횟수를 기준으로 한다. 즉, 한번 차를 다관에 넣고 차를 마시면 최소 3번은 우려서 마신다. 더 마시고 싶다면 5번 7번도 가능하다. 녹차를 세 번 마신다면, 첫 번째 잔은 향으로, 두 번째 잔은 맛으로, 그리고 세 번째 잔은 마음으로 마신다.

녹차를 다관에 넣고 마실 때는 가급적 그 자리에서 끝까지 마시는 것이 좋다. 한 번만 우려서 먹고 버리기 아깝다고 해서 1시간 이상 지난 후 다시 물을 부어서 우려 먹는 것은 좋지 않다. 차는 일단 물을 접하게 되면 산화되어 쉽게 변색되며, 시간이 지나면 맛 또한 떨어진다. 그래서 이미 낸 차는 20~30분 이내에 모두 마시는 것이 좋다. 몸이 냉한 분들은 녹차를 따뜻하게 해서 가볍게 마시는 것이 낫다. 차갑거나 미지근하게 내는 것보다는 조금 더 따뜻하게 해서 마시기를 권한다. 그리고 저녁보다는 낮에 녹차를 마시는 것이 좋다. 녹차가 몸에 잘 안 맞으면 반발효차인 황차를 뜨겁게 우려서 마시자. 높은 온도로 우려낸 황차는 몸을 더욱 따뜻하게 해준다.

차를 즐기며 사는 일 또한 시간을 들여 노력하는 자세가 필요하다. 복잡한 다례를 따지라는 말이 아니다. 선앤숨 수련 과정에서 정성껏 마음을 담아 차를 즐기다 보면 선다일여의 경지에 이를 수 있다. 각 수련 단계별로 에너지를 활용해 즐길 수 있는 선다일여의 세계가 무궁무진하게 펼쳐져 있기 때문이다. 예를 들어, 척추 에너지라인을 이미 유통시킨 수련인이라면 그 에너지를 차 안에 넣어보고 전후 맛의 변화를 비교해볼 수 있다. 또, 달의 에너지와 별의 에너지를 끌어와서 차 속에 넣을 수 있는 수준에 이른 수련인은 달과 별의 에너지가 차에 어떤 영향을 미치는지 확인하며 음용할 수도 있다. ▼

## 에너지, 빛, 호흡, 숨

만물은 에너지energy로 이루어져 있다. 바람과 구름, 물과 나무, 생명이 있는 것이든 없는 것이든, 모두 고유한 에너지를 지니고 있다. 만물에 내재된 각각의 에너지에는 세기와 밀도가 있으며, 이렇게 다양한 세기와 밀도는 하나의 독특한 빛으로 표현된다. 빛은 색을 지닌다. 따라서 에너지에도 "색color"이라는 속성이 내재되어 있다. 에너지는 곧 빛이다. 여기서 말하는 빛은 가시광선 영역의 빛이 아니라, 선도에서 이야기하는 다른 차원의 빛色이다. 암석을 예로 들어보자. 겉보기에는 회색의 둔탁한 물체이지만, 이 암석도 고유한 에너지를 지니고 있고 그 에너지를 외부로 발산하고 있다. 이때 나오는 에너지는 회색이 아닌 그 암석만이 지닌 독특한 색빛을 띠고 있다. 물론 암석의 종류에 따라 나오는 에너지 또한 모두 다르며, 그 에너지의 세기와 밀도도 다르다.

다양한 에너지 중에서 가장 상위 레벨의 에너지는 "도광"이다. 도광은 "근원의 빛"이라 할 수 있는데, 다르게 표현하면 "근본 마음의 빛"이다. 만물에는 도광이 깃들어 있다. 엄밀히 말하면 천지 만물에는 다양한 형태의 도광이 각자에 맞게 다운그레이드down-graded되어 내재되어 있다.

에너지를 또다른 표현으로, "생명生明 = 살아있는 밝은 빛"이라고 할 수 있다. 일반적으로 생명이란 동물이나 식물처럼 살아있는 것에 깃들어 있는 독특한 에너지를 가리킨다. 하지만 근원의 차원에서 보면 길가의 돌맹이같은 무생물에도 에너지가 내재되어 있다. 따라서 천지 만물은 각자 하나의 고유한 생명을 지니고 있다고 할 수 있다. 생명의 특징은 숨을 쉰다는 점이다. 어느 면에서 보면 숨 자체가 독특한 에너지 즉, 빛이다. 그래서 천지 만물은 각자 자신에 맞는 고유한 숨을 쉬고 있다.

$$숨 = 에너지 = 빛$$

천지 만물의 일부인 인간도 숨을 쉰다. 이때의 숨은 단지 산소와 이산화탄소의 교환 작용만을 가리키지는 않는다. 인간은 인체를 생리학적으로 유지하는 호흡뿐만 아니라, 근원적인 숨을 통해 필요한 에너지를 얻고 생명을 유지해 나간다. 그렇다면 "올바른 방법으로 숨을 쉬고= 호흡", 에너지를 넘어 도광 차원의 밝은 빛을 얻는 수련을 한다면 어떻게 될까? 차원이 다른 건강을 얻고, 바른 생명生明을 누리며 살아갈 수 있지 않을까?

바른 숨 = 호흡

## 에너지센터, 라이트볼, 정기신

만물은 각자를 존재하게 하는 에너지원이 있다. 지구와 태양, 동물과 식물 등은 겉으로 보이는 물질적인 차원 이면에 그 존재를 있게 하는 에너지원을 지니고 있다는 뜻이다. 인간도 예외는 아니다. 인간에게 적용된 그 에너지원을 선앤숨에서는 "라이트볼여의주"이라 한다. 이 라이트볼을 감싸서 보호하고 있는 것이 "에너지센터"이다.

에너지센터를 다른 말로 "단전丹田"이라 한다. 여기서 단丹은 "구슬", 전田은 "밭"이라는 뜻이다. 밭은 인간에게 이로운 식물을 자라게 하는 터전으로써 조화를 부리는 장소이다. 따라서 밭에 어떠한 씨앗을 뿌리는가에 따라 그에 맞는 다양한 식물을 자라나게 할 수 있다. 인간에게 있어서는 인체 내부 깊숙이 자리 잡고 있는 밭이 바로 에너지센터이며, 이 에너지센터에서 조화를 부리는 기능을 하는 핵심 에너지원이 "라이트볼"이다.

이 책에서는 하단전을 하부 에너지센터 LEC, Lower Energy Center , 중단전을 중부 에너지센터 MEC, Middle Energy Center , 상단전을 상부 에너지센터 UEC, Upper Energy Center 로 명명한다.

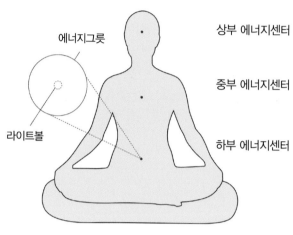

그림 1-1.  세 개의 에너지센터와 라이트볼

에너지센터 단전 는 옛 선도 서적이나 한의학 서적에 자주 등장한다. 수련을 잘 모르는 일반인들에게도 에너지센터는 낯선 단어가 아니다. 하지만 일반적으로 통용되는 에너지센터 개념에는 에너지명상 수련을 통해 얻을 수 있는 "에너지 The Energy, 진기"에 대한 이해가 결여되어 있다. 수련을 통해 본격적으로 에너지를 만들어 쌓고 에너지라인을 유통시키는 수련을 하는 과정에서 개발시킨 에너지센터는 일반적으로 회자되는 에너지센터와는 차원이 다르다. 용어는 같으나 적용되는 개념에서 차이가 있다.

표 1-1. 『선앤숨』에서 활용하는 정기신(精氣神) 관련 용어

| 정기신(精氣神) | 정기신(Jung-Ki-Shin) |
|---|---|
| 정(精) | 소스(Source) |
| 양정(陽精) | 플러스 소스(+ source) |
| 음정(陰精) | 마이너스 소스(− source) |
| 기(氣) | 에너지(energy) |
| 진기(眞氣) | 에너지(The Energy) |
| 양기(陽氣)<br>= 생기 | 플러스 에너지(+ energy)<br>= 바이탈 에너지(vital energy) |
| 음기(陰氣) | 마이너스 에너지(− energy) |

정기신 수련 측면에서 3개의 에너지센터와 라이트볼을 생각해 보자. 먼저 하부 에너지센터<sup>석문혈</sup>의 라이트볼은 인체에 있는 "소스<sup>정</sup>"를 에너지로 변화시키는 능력이 있으며 이를 "정주<sup>精珠</sup>"라 한다. 그리고 감정을 담당하면서 하부 에너지센터에서 만들어진 에너지를 돌리는 역할은 중부 에너지센터<sup>옥당혈</sup>의 라이트볼이 담당하며 이를 "기주<sup>氣珠</sup>"라 한다. 그리고 보이지 않는 차원의 빛을 인식하는 능력이 있는 상부 에너지센터<sup>인당혈</sup>의 라이트볼은 "신주<sup>神珠</sup>"라 한다. 선앤숨 수련의 모든 과정에는 하부, 중부, 상부에 있는 3개의 라이트볼<sup>여의주</sup>이 관여한다. 이런 관점에서 봤을 때 선앤숨 수련은 "라이트볼 수련"이라 해도 과언이 아니다. ─

─ 고대 인도인들은 인체에 7개의 차크라(chakra)가 있다고 믿었다. 차크라는 생명에너지가 모이는 센터이다. 이러한 에너지센터에 의식을 집중하고 호흡을 조절하면 다른 인체 부위에 의식을 집중하고 수련하는 것보다 에너지가 더 잘 모이게 된다. 인도인과는 달리 『황제내경(黃帝内經)』이 쓰이기 이전부터 동양인들은 인체에 3개의 단전(丹田)이 있어 정기신(精氣神)을 관장한다고 여겼다. 단전 또한 차크라와 마찬가지로 에너지센터 역할을 한다. 조선시대 명의 허준은 『동의보감(東醫寶鑑)』「내경편(内經篇)」에서, 당시에는 유행했으나 현재는 그 근원을 확인할 수 없는 『선경(仙經)』의 내용을 인용하며 삼단전(三丹田)과 정기신의 관계를 다음과 같이 소개한다.
"뇌는 골수의 바다이고 상단전(上丹田)이라 하며, 심장은 붉은 피가 머무는 곳이고 중단전(中丹田)이라 하며, 배꼽 아래의 3촌(寸) 되는 곳을 하단전(下丹田)이라 한다. 하단전은 정(精)을 저장하는 곳이며, 중단전은 신(神)을 저장하는 곳이고, 상단전은 기(氣)를 저장하는 곳이다."

하부 에너지센터의 라이트볼이 힘을 받으면 자신의 영향력 범위 안에 "에너지장 Energy Field "
을 형성하는데 이 에너지장이 바로 "하부 에너지센터"이다. 에너지를 돌리고 더욱 승화시키
기 위해서는 이를 담는 장소가 필요하다. 그래서 의식적으로 하부 에너지센터를 만들어 주
어야 한다. 선앤숨 에너지명상에서 배우는 모든 수련은 라이트볼의 힘을 깨워 "하부 에너지
센터"를 만드는 데서부터 출발한다. 하부 에너지센터의 중심 자리인 석문혈은 이를 가능케
해주는 자리이다. 중부와 상부 라이트볼은 하부 라이트볼과 그 기능이 다르다. 따라서 옥당
혈과 인당혈에 의도적으로 에너지를 모아서 에너지센터를 따로 만드는 수련은 하지 않는다.
중부와 상부 라이트볼은 수련이 진행되는 과정에서 자연스럽게 드러나게 된다.

『동의보감』에서 바라보는 삼단전과 정기신의 관계는 선앤숨에서 바라보는 관점과 차이가
있다. 선앤숨에서는 배꼽 중심에서 3촌 거리에 있는 관원혈이 아니라, 2촌 거리에 위치한 석
문혈을 하단전의 관문으로 삼으며, 하단전은 정을 다스리는 센터, 중단전은 기를 다스리는
센터, 상단전은 신을 다스리는 센터로 여긴다.

하부 에너지센터는 "척추 에너지라인"을 이루면 온전히 안착이 되는데 이때부터 중부 라이
트볼이 서서히 드러나기 시작한다. 중부 라이트볼은 "에너지안정화" 과정부터 하늘의 에너
지를 받아 에너지센터를 서서히 만들기 시작한다. 그래서 수련자가 "에너지트라이앵글" 과
정을 마치면 중부 에너지센터가 자연스럽게 만들어진다. 상부 에너지센터도 마찬가지이다.
중부 에너지센터가 온전히 드러나게 되면서부터 상부 에너지센터가 만들어지기 시작한다.
즉, 상부 라이트볼은 "에너지퓨전" 과정부터 하늘의 기운을 받아 에너지센터를 만들기 시작
한다. 그래서 "라이트퓨전"을 이루면 상부 에너지센터가 온전히 만들어진다.

3개의 에너지센터는 독자적으로 분리되어 있는 것처럼 보인다. 하지만 이들은 서로 밀접하
게 연결되어 있다. 하부 에너지센터가 온전히 만들어져야 중부 에너지센터가 드러나며, 중
부 에너지센터가 온전히 만들어져야 상부 에너지센터가 드러나게 된다. 또한 하나의 에너지
센터가 만들어지는 과정에서 나머지 두 에너지센터가 계속 관여를 한다.

## 에너지(The Energy, 진기)

일반적인 호흡 수련을 통해 모으는 에너지를 크게 "마이너스⁽⁻⁾ 에너지"와 "플러스⁽⁺⁾ 에너지"로 나눌 수 있다. 동양의학에서는 마이너스 에너지를 음기, 플러스 에너지를 양기라고 하는데, 다양한 형태의 호흡명상, 단전호흡 수련자들은 특정한 형태의 플러스 또는 마이너스 에너지를 모아서 자신과 다른 이들을 치유하거나 수련에 활용하기도 한다. 하지만 선앤숨 수련에서 모으는 에너지는 이와 다르다. 선앤숨 수련은 시작부터 마이너스도 아니고 플러스도 아닌 무극의 에너지<sup>The Energy, 진기</sup>를 모으면서 시작된다.二

인간이 먹은 음식은 소화과정을 통해 고분자 물질에서 저분자 물질로 변환되고, 소장을 통해 흡수된 후 혈액을 타고 몸 구석구석으로 전해진다. 세포에까지 이른 양분은 미토콘드리아에서 ATP<sup>인체의 에너지원</sup>로 변하는데, 이 과정에서 생기는 에너지가 플러스 에너지이다.

에너지센터를 정확하게 잡지 않고 시작하는 대부분의 호흡 수련에서는 이 플러스 에너지가 관원혈을 중심으로 모이는 경우가 많다. 신장은 인체에서 마이너스 소스⁻ source를 관장하는 장부이다. 이 마이너스 소스가 바른 숨을 통해 마이너스 에너지⁻ energy로 변환되고, 몸 안에 있던 플러스 에너지와 마이너스 에너지가 석문혈을 중심으로 융합하여 하나의 "조화된 에너지"로 바뀐다.

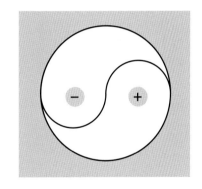

그림 1-2. 에너지(진기)

---

二 천지 만물은 에너지를 지니고 있고, 그 에너지에도 다양한 층차가 있다. 그 중에서 "가장 상위 층차의 에너지"가 바로 "진기"이다. 진기(眞氣)라는 용어는 『태을금화종지』, 『황제내경』 같은 옛 문헌에도 등장한다. 하지만 이들 문헌에 등장하는 진기와 선앤숨 수련을 통해 모으는 진기는 다르다. 따라서 선앤숨에서는 "가장 상위 층차의 에너지"인 진기를 "에너지(The Energy)"로 새롭게 정의한다.

선앤숨 수련을 통해 하부 에너지센터에 생성시키는 에너지 The Energy 는 이론만으로 알 수 있는 것이 아니다. 실제 수련을 통해 에너지센터에 직접 모으고 에너지라인을 따라 유통시켜 보아야만 그 실체를 체득할 수 있다.

진기 = 에너지(The Energy)

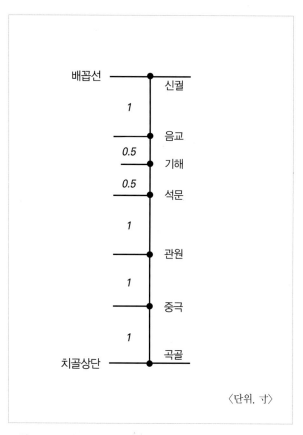

그림 1-3.  배꼽 아래에 위치한 혈자리

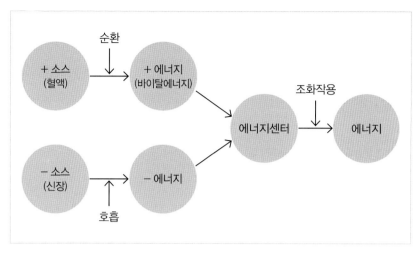

그림 1-4.  에너지 생성 메커니즘

## 바이탈 에너지, 에너지, 도광

인간의 몸에는 에너지The Energy와 플러스 에너지+ energy가 있지만 마이너스 에너지-
energy는 없다. 마이너스 에너지는 수련을 통해 얻을 수 있고, 이 마이너스 에너지와 원래
인체에 존재하는 플러스 에너지가 조화를 이루면 에너지The Energy가 된다. 플러스 에너지를
다르게 표현하면 바이탈 에너지vital energy, 生氣이다.

그렇다면 바이탈 에너지와 에너지는 서로 어떻게 다를까? 에너지는 육장육부를 포함한 인
체의 모든 시스템과 조직에 영향을 준다. 이 에너지는 바이탈 에너지보다 훨씬 밝고 밀도가
높다. 에너지는 인체의 기관과 조직을 다차원적으로 보호하는 또 다른 형태의 에너지, 즉 바

이탈 에너지로 변화하게 된다. 다시 말해, 생명활동을 관장하는 것은 바이탈 에너지이며 이보다 근원적인 것이 에너지이다. 에너지가 완전히 고갈되면 인간은 생명을 잃게 된다. 따라서 바이탈 에너지를 중심으로 하는 수련보다는 에너지를 중심으로 하는 수련이 보다 근원적인 에너지명상Energy Meditation 수련이라 할 수 있다.

에너지를 중심으로 하는 수련은 에너지라인을 유통시키는 단계에 이르렀을 때 그 차이가 확연히 커진다. 보통 배꼽 아래 3촌 부위에 위치한 관원혈 또는 허리에 있는 명문혈을 중심으로 하는 호흡 수련을 하면 거의 대부분 하복부에 바이탈 에너지가 쌓인다. 에너지그릇이 명확하게 형성되지 않은 상태에서 쌓인 바이탈 에너지는 위로 뜨거나 몸 전체로 퍼져나가며 그 느낌은 화려하지만 밀도는 약하다. 따라서 바이탈 에너지로 에너지라인을 돌리는 것은 마치 전선의 피복 위로 따뜻한 물을 뿌리는 것과 같아서, 불완전한 수련이 될 수밖에 없다. 하지만 석문혈을 중심으로 에너지센터를 만들고 밀도감 있는 에너지를 형성하여 에너지라인을 돌리는 일은 막힌 구멍을 중심에서부터 강력하게 뚫고 나가는 형국과 같다. 이렇게 에너지로 에너지라인을 강력하게 뚫게 되면 인체의 모든 장부가 에너지 차원에서 몇 단계 업그레이드 된다.

에너지의 느낌氣感 또한 수련 단계에 따라, 그리고 수련자의 체질과 수련의 깊이에 따라 달라진다. 수련이 진행되는 과정에서 에너지 자체도 그 밀도와 밝기가 변하기 때문이다. 하지만 이러한 차이 또한 노력을 통해 구별할 수 있고, 결국엔 스스로 바이탈 에너지와 에너지의 차이를 명확히 인식할 수 있다.

바이탈 에너지든 에너지The Energy든 넓은 차원에서 보면 모두 같은 에너지이므로 칼로 물 자르듯 이 둘의 경계를 명확하게 구분하기는 어렵다. 하지만 에너지를 생성하고 체득하는 것에서부터 본격적인 선앤숨 수련이 시작되기 때문에 바이탈 에너지와 에너지의 차이를 이해하는 것은 매우 중요하다.

도광은 "근원의 빛"이며 동시에 에너지The Energy, 진기이다. 하부 에너지센터의 조화작용을 통해 플러스와 마이너스 에너지가 변화하면 에너지The Energy가 되는데, 이 에너지가 곧 도광이다.三 그러면 처음부터 도광이라는 용어를 쓰지 왜 굳이 에너지라는 개념을 쓰는 걸까? 이는 도광이 지니고 있는 "개념의 다양성" 때문이다. "도광이 곧 에너지다"라는 개념은 선앤숨 13단계라이트퓨전까지만 적용된다. 이때의 에너지진기는 "색Color"이라는 개념을 포함하지 않으며, 느낌 위주의 감각촉감이 주가 된다. 하지만 "라이트바디" 수련 이후 과정에서는 "빛색"을 논하기 때문에 이와 구분하여 에너지보다는 도광이라는 용어를 사용한다. 빛 즉, 색이라는 차원으로 도광을 이해하면 도광의 세계는 무궁무진해진다. 한 차원 안의 빛에도 여러 스펙트럼이 있기 때문이다. 물론 다른 차원이라면 또 그 차원에 맞게 다양한 스펙트럼의 빛색이 존재한다.

$$에너지 \leq 도광$$

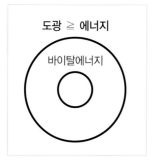

도광 ≥ 에너지

바이탈에너지

그림 1-5. 에너지 층차

바이탈 에너지, 에너지, 도광 사이에는 다양한 스펙트럼이 존재함과 동시에 이들의 "밝기"엔 층차가 존재한다.

바이탈 에너지로만 수련해도 일반적인 형태의 건강은 얻을 수 있다. 하지만, 밀도 높은 에너지 차원의 수련을 하면 더 건강해진다는 것은 두 말할 필요도 없다. 또한 밀도 높은 에너지를 중심으로 하는 체계적인 에너지명상 수련이 아니면 고차원적인 선 수련은 난관에 봉착할 수밖에 없다.

---

三 "도광", "에너지", "바이탈에너지"는 크게 보면 모두 빛이다. 이 구분은 상황과 쓰임에 따라 정의내려진 개념이다.

# 선앤숨 에너지명상 수련 요약

지금까지 설명했던 선앤숨 수련을 요약하면 다음과 같다.

선앤숨 수련은 정기신 수련이다. 몸 안에 있는 "플러스 소스<sup>양정</sup>"에서 생성되는 "플러스 에너지<sup>양기</sup>"와 "마이너스 소스<sup>음정</sup>"에서 만들어지는 "마이너스 에너지<sup>음기</sup>"를 "하부 라이트볼"의 조화작용으로 인해 에너지로 만들고, 이렇게 만들어진 에너지로 하부 에너지센터를 형성하면서부터 수련이 시작된다.

이때 형성된 하부 에너지센터에 "에너지모으기"를 하고, 모인 에너지가 차고 넘치면 본격적인 "에너지돌리기"가 시작된다. 허리 에너지라인, 척추 에너지라인, 코어 에너지라인, 그리고 12정경과 기경8맥을 뚫는 에너지돌리기 수련 과정을 거쳐 온몸을 에너지로 가득 채우게 되면 그 에너지가 극강해지고 밝아져 라이트<sup>신</sup> 수련으로 진입한다. 수련을 하는 과정에서 3개의 에너지센터가 완성되면 그 빛은 더욱 밝아지고, 결국엔 라이트볼 안의 라이트바디를 찾아 합일하는 경지에 이르게 된다.

선이란 "바른 숨"을 통해 자신의 근원의 빛<sup>원래의 마음</sup>을 찾아가는 과정이다. 바른 숨의 이치를 깨우치지 않고 이 과정을 통과하기는 어렵다. 자신의 근원의 빛을 찾는 유일한 도구가 바로 바른 숨<sup>이하 숨</sup>이기 때문이다.

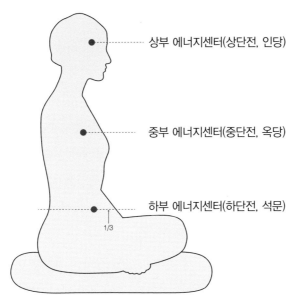

그림 1-6.  세 개의 에너지센터 위치와 혈자리

선앤숨 수련은 자연호흡Natural Breathing을 지향한다. 자연호흡이란 자신의 정기신 상태에 맞추어 자연스럽게 이루어지는 호흡이다. 따라서 이러한 자연호흡은 수련 단계에 따라, 그리고 개인의 몸, 에너지, 마음 상태에 따라 달라질 수밖에 없다. "변화하는 정기신 상태에 따라 자연스럽게 호흡을 조율할 수 있는 경지"에 이르기 위해서는 끊임없는 자기피드백self-feedback과 자기탐험self-exploration 과정이 필요하다.四

四  바른 숨은 정기신이 통합된 자연호흡이다. 바른 숨은 석문중심호흡(SOB, Seokmun-Oriented Breathing)과 에너지연동호흡(ELB, Energy-Linkaging Breathing)으로 나뉜다. 선앤숨 수련자는 석문혈을 중심으로 에너지그릇을 만드는 1단계에서부터 라이트바디를 이루는 과정에서 자신의 정기신을 절차탁마하는 노력을 기울이다보면 숨의 현묘한 이치를 깨우치게 된다. 여기서 제시하는 석문중심호흡과 에너지연동호흡(또는 라이트연동호흡)의 정의는 따로 내리지 않는다. 각 수련 단계에 따라 그 의미가 달라지고, 수련자의 노력에 따라 깊이가 달라지기 때문이다.
　　"바른 숨(SUM) = 정기신이 통합된 자연호흡 = 석문중심호흡(SOB) + 에너지연동호흡(ELB)"

## 수련자 주의사항

수련의 효율성을 높이기 위해 알아두어야 할 사항 몇 가지를 소개한다.

1) 가능하면 맑은 음식을 섭취하자. 술과 커피는 자제하고 담배는 끊는 것이 좋다. 그리고 돼지고기 닭고기 쇠고기와 같은 육류 또한 적절히 자제해야 한다. 이런 음식들엔 정도의 차이가 있지만 에너지를 흩어지게 하며 수련을 저해하는 요소가 있다. 수련자는 가급적 채식 위주의 식사를 하고 콩이나 생선을 통해 단백질을 섭취하는 것이 좋다. 물론 예외도 있다. 참기 힘들 만큼 먹고 싶은 음식이 있거나, 피할 수 없는 모임 자리에서 육류를 접하게 되었다면 차라리 적절히 즐기는 것도 나쁘지 않다. 에너지를 흐트러뜨리는 탁한 음식을 먹었을 경우에는 녹차를 충분히 마셔서 정화를 해주면 되기 때문이다. 수련자는 수련이 진행됨에 따라 몸과 마음에 정화가 많이 일어난다. 이로 인해 일반적으로 먹는 음식에 민감해지는 경향이 있다. 시중에 판매되는 음식 중에 깨끗하고 좋은 음식으로 평가 받는 것들도 자기 몸은 거부하는 경우가 있을 수 있다. 그러면 그 음식 섭취는 피하는 것이 좋다.

2) 충분한 휴식과 수면을 취하여 심신을 안정시키고 수련한다. 지나치게 피로하거나 마음이 복잡한 상태에서 수련을 하면 수면과 잡념에 빠질 수 있다. 의식이 명료한 상태에서 수련을 해야 효율이 높아진다.

3) 하부 에너지센터가 제대로 형성되지 않은 상태에서 좌식을 하지 않아야 한다. 그러지 않을 경우에는 상기가 될 가능성이 있기 때문이다.

4) 선앤숨 4단계 수련을 통해 척추 에너지라인을 유통하기 전까지는 센터와 집에서만 수련을 하는 것이 좋다. 그렇지 않고 산과 계곡 등 야외에서 수련을 하다보면 불안정한 외부 에너지를 접하게 되어 자신의 수련에 좋지 않은 영향을 미칠 수 있다. 센터와 집은 에너지가 가장 안정적이어서 수련하기에 적합한 장소이다.

**5)** 수련 시 몸에 착용하고 있는 것들은 제거한다. 반지, 시계, 목걸이 등은 의식을 빼앗는 원인을 제공하므로 모두 제거하고 수련에 임한다. 그리고 수련실 안에서는 핸드폰을 꺼 두거나, 비행기 모드로 바꾼다. 다른 이의 수련을 방해하지 않도록 배려하는 자세가 필요 하다. 또한 수련실 안에서는 가급적 편안한 수련복을 착용하고 수련을 한다. 아랫배를 압 박하는 옷은 편안한 호흡을 방해하기 때문에 수련에 부적절하다.

**6)** 작은 수첩을 준비하여 수련을 할 때의 느낌이나 깨달음심득을 수시로 적어두면 자신의 수 련을 이해하고 진행하는데 많은 도움이 된다. 물론 이는 수련을 마친 후 적는 것이 좋다. 수련 중에는 수련 자체에 몰입해야 한다.

**7)** 수련을 하기에 좋은 시간은 자시子時이다. 자시는 저녁 11시30분부터 다음날 새벽 1시30 분까지를 말하는데 이 시간은 에너지가 새롭게 바뀌는 시간이다. 땅의 에너지가 하늘의 맑은 에너지로 바뀐다. 그래서 자시에 꾸준히 수련을 해주면 수련에 큰 도움이 된다.

龍樹雷

Part 1.　다담 ──────── Tea Time

# Part 2.

●

## 준비 운동__Warming Up

### 수심훈(修心訓)

비교하지 않는다

거짓말 하지 않는다

알아주기를 바라지 않는다

준비 운동은 근육과 관절을 풀어주어 개인별 동작시퀀스SOM, Sequence Of Motion와 에너지명상을 하기에 적합한 몸 상태로 만들어준다. 수련자는 자신의 상태에 맞는 다양한 준비 운동을 통해 몸과 마음을 안정시키는 시간이 필요하다.

수련의 중요한 공식은 "이완, 집중, 호흡을 통한 몰입"이다. 각각의 과정이 모두이 중요하지만 가장 먼저 필요한 것이 이완이다. 이완이 충분히 되어있어야 집중과 호흡 그리고 이로 인한 몰입이 쉬워진다. 각 단계에 맞는 다양한 동작시퀀스도 이완에 중요하지만 이보다 앞선 과정이 준비운동이다. 동작시퀀스가 정적인 운동이라면 준비운동은 보다 동적인 운동이다. 동적인 동작을 통해 몸을 충분히 이완시키고 난 후 정적인 동작시퀀스를 하면 그 효율이 높아진다. 그런 다음 자연스럽게 에너지명상을 한 후 마무리 운동으로 이어지는 순서가 가장 안정적이다.

　준비 운동을 할 때에는 한 동작 한 동작 정확하고 활기차게, 그래서 땀이 약간 날 정도로 해주는 것이 좋다. 여기서는 두 가지 준비 운동을 소개한다. 하나는 몸 전체의 근육과 근막 균형을 맞추어주는 스트레칭 중심의 운동WU #1_55스트레칭이고, 다른 하나는 전신 관절을 열어주는 운동WU #2_전신관절운동이다.

55스트레칭은 견갑대, 목, 골반대, 엉덩관절, 척추를 중심으로 각각 11가지 동작으로 구성되어 있으며, 55동작을 통해 몸 전체의 근육/근막 네트워크의 장력통합Tensegrity을 이루게 해준다. 우선 55가지 기본동작에 익숙해진다. 그 다음엔 동작에 맞게 등척성 저항(두 개의 힘이 마주보거나, 서로 반대 방향을 향할 때 그 중간에서 형성되는 저항 모두를 지칭한다)을 주거나, 동작의 속도를 조절하면서 연결성을 살려 흐르듯이 이어나갈 수도 있다. 작은 공간에서 손과 발을 이리저리 움직이면서도 충분히 할 수 있도록 정교하게 구성되어 있어 명상을 하기 전후, 잠자리에 들기 전이나 일어난 직후에 하게 되면 하루 종일 쾌적한 근육 상태를 유지할 수 있다.

전신관절운동은 심장에서 멀리 떨어진 손가락, 발가락부터 구동하여 심장에 가까운 방향으로 동작이 진행된다. 전신관절운동의 끝부분엔 몸 전체를 크게 움직여주는 유산소운동까지 포함되어 있다. 이 운동은 심장이 천천히 가동될 수 있도록 매우 체계적으로 구성되어 있다. 55스트레칭과 전신관절운동 두 가지를 매일 꾸준히 해주는 것만으로도 근골격계와 심혈관계의 건강을 유지하는데 큰 도움이 된다.

# WU #1

## 55 스트레칭°

### 견갑대 주변 스트레칭 °

1. 손가락을 몸쪽으로 당긴다

   (등척성 저항: 오른손//왼손바닥).

   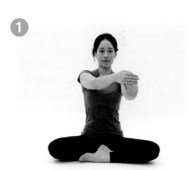

2. ① 번과 반대

3. 팔꿈치를 몸쪽으로 당긴다

   (등척성 저항: 오른손//왼쪽 팔꿈치).

   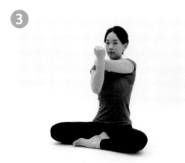

4. ③ 번과 반대

**5.** 팔꿈치를 머리 뒤에서 당긴다

(등척성 저항: 오른손//왼쪽 팔꿈치).

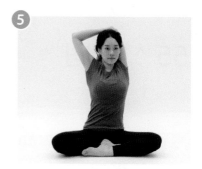

**6.** ⑤ 번과 반대

**7.** 깍지 낀 손을 뒤집어 뒤로 올린다

(등척성 저항: 양손//몸통).

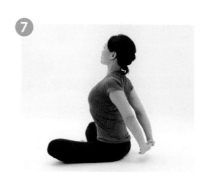

**8.** 깍지 낀 손을 왼쪽 허리에 가져간다

(등척성 저항: 양손//왼쪽 몸통).

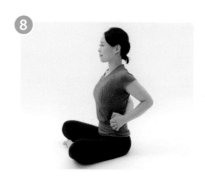

**9.** ⑧ 번과 반대

**10.** 깍지 낀 손을 위로 뻗는다
(등척성 저항: 양손//몸통).

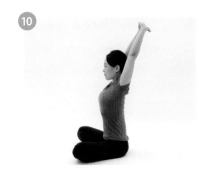

**11.** 양손을 옆으로 벌리며 가슴을 편다
(등척성 저항: 양손//몸통).

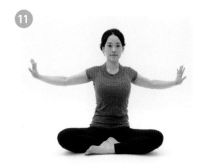

# 목 주변 스트레칭 °

**1.** 왼손을 왼쪽 무릎 방향으로 뻗으면서 목을 왼손과 반대 방향으로 편다(등척성 저항: 왼손//왼쪽 목 앞쪽).

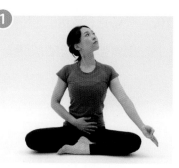

**2.** ① 번과 반대

**3.** 왼손을 왼쪽 뒤쪽 45도 하방으로 뻗으면서 목은 오른쪽 무릎 방향으로 굽힌다(등척성 저항: 왼손//왼쪽 목 뒤쪽).

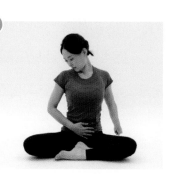

**4.** ③ 번과 반대

**5.** 왼손을 왼쪽 **45**도 측면 하방으로 뻗으면서 머리를 오른쪽을 굽힌다. 이때 손등은 정면을 향한다(등척성 저항: 왼쪽 목 측면//왼손).

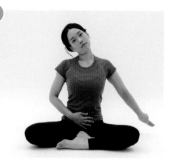

**6.** ⑤ 번과 반대

7. 양손등을 양무릎 위에 올린 다음 주먹 하나 정도 떼고 손 끝이 가리키는 방향으로 밀면서 머리를 뒤로 젖힌다. 그러고 나서 양손을 외회전한다(등척성 저항: 양손//목 앞쪽 전체).

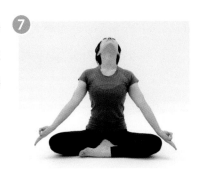

8. 오른손 손목을 왼손으로 잡고 왼쪽 무릎 방향으로 당기면서, 머리는 우회전한 후 오른 무릎 방향으로 굽힌다 (등척성 저항: 오른손//왼쪽 목 사선)

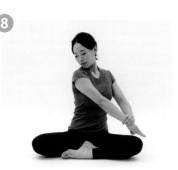

9. 8 번과 반대

10. 오른손 손목을 왼손으로 잡고 왼쪽 무릎 방향으로 당기면서, 머리는 손을 뻗은 반대 방향으로 젖힌다.(등척성 저항: 왼손//왼쪽 목 사선)

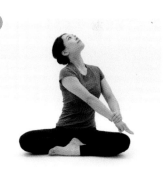

11. 10 번과 반대

## 골반대 주변 스트레칭 °

**1.** 양손으로 발끝을 잡고 상체를 앞으로 숙인다. 발뒤꿈치는 몸쪽으로 바짝 당긴다(등척성 저항: 양발바닥 사이).

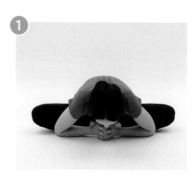

**2.** 왼쪽 옆구리가 늘어나도록 오른쪽으로 굽힌다. 이때 발바닥은 붙이고, 오른쪽 손바닥은 바닥에 붙인다(등척성 저항: 왼쪽 옆구리//왼다리).

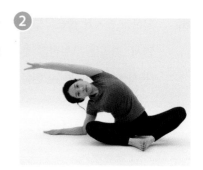

**3.** ② 번과 반대

**4.** 왼발을 뻗어 왼손으로 발끝을 잡고, 오른손은 왼무릎을 잡은 채로 상체를 앞으로 숙인다. 이때 오른쪽 발바닥은 왼쪽 허벅지 안쪽에 붙인다(등척성 저항: 왼발 뒤꿈치//지면).

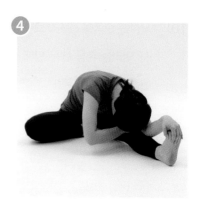

**5.** ④ 번과 반대

**6.** 왼발을 오른 다리 너머에서 세운다. 왼손으로 왼무릎 옆쪽 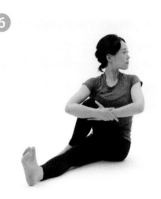 을 밀고 오른손으로 보조한다. 상체는 좌회전을 하면서 하체는 우회전한다(등척성 저항: 왼손 손바닥//왼무릎 외 측면).

**7.** ⑥ 번과 반대

**8.** 왼다리를 뒤로 뻗어 허벅지가 바닥에 닿게 한다. 이때 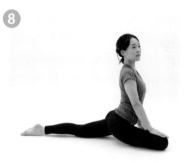 오른손은 오른 무릎 위에, 왼손은 왼발바닥에 대고 가슴 을 편다(등척성 저항: 왼쪽 허벅지//바닥).

**9.** ⑧ 번과 반대

**10.** 양손으로 발끝이나 발바닥을 잡고 상체를 굽힌다. 다리 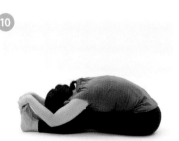 전체를 붙이고 무릎은 편다(등척성 저항: 양발 뒤꿈치// 지면).

**11.**   양발을 넓게 벌리고 양손바닥을 무릎에 붙인다. 허리와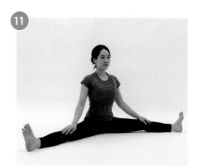

가슴은 편다(등척성 저항: 양발 뒤꿈치//지면).

# 엉덩관절 주변 스트레칭 °

1. 왼다리를 오른다리 위에 겹쳐 올린다. 양손으로 반대쪽 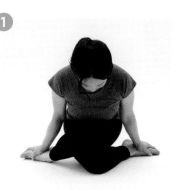 발바닥을 누르면서 엉덩이를 바닥에서 든다(등척성 저항: 양손//양발바닥).

2. ① 번과 반대

3. 왼발을 뒤로 젖히고 상체도 왼쪽으로 돌린다. 이때 오른 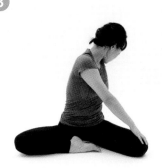 손은 왼무릎, 왼손은 왼발 뒤꿈치에 댄다(등척성 저항: 양 무릎//지면).

4. ③ 번과 반대

5. 왼쪽 허벅지를 바닥에 대고 왼손으로 왼발목을 잡는다. 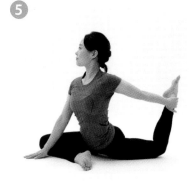 오른쪽 손바닥은 바닥에 대고 상체를 편다(등척성 저항: 왼쪽 허벅지//지면, 왼손//왼발목).

6. ⑤ 번과 반대

7. 왼발을 펴고 오른발을 굽혀 왼무릎 살짝 위쪽에 올린다.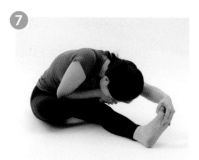
   왼손으로 왼쪽 발끝을 잡고, 오른손으로는 오른발 복사뼈
   를 잡고 상체를 왼다리 방향으로 사선으로 숙인다(등척성
   저항: 왼발 뒤꿈치//지면).

8. ⑦ 번과 반대

9. 왼발을 오른 발목 위에 올리고 상체를 오른쪽으로 돌린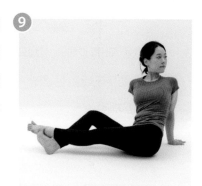
   다. 이때 위에 올라간 왼쪽 무릎은 완전히 펴고, 아래에
   있는 오른쪽 무릎은 살짝 굽힌다. 왼쪽 좌골은 바닥에서
   살짝 떼고, 양발목을 가위질 하듯 벌린다(등척성 저항:
   양쪽 발목).

10. ⑨ 번과 반대

11. 양손을 교차해 반대쪽 발목을 잡고 무릎을 바깥쪽으로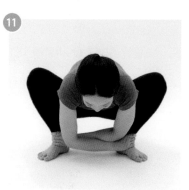
    크게 벌린다(등척성 저항: 양발바닥//지면).

# 척추 주변 스트레칭 °

1.  양손으로 뒤꿈치를 잡고 몸을 젖힌다. 골반은 앞으로 내
    민다(등척성 저항: 양무릎//지면).

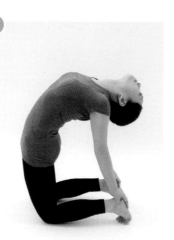

2.  다리는 어깨 넓이로 벌리고 상체를 완전히 숙인다. 양손
    엄지손가락이 양발 엄지발가락 근처에 오게 한다(등척성
    저항: 양발바닥//지면).

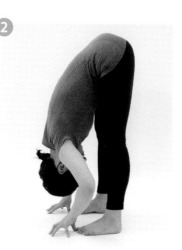

**3.** 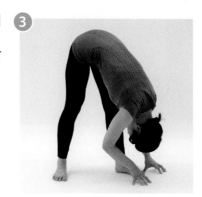 ② 번 자세에서 왼쪽 발끝만 바깥쪽으로 **45**도 정도 돌리고 양손은 왼발 주변 바닥에 댄다(등척성 저항: 양발바닥//지면).

**4.** ③ 번과 반대

**5.** 양발은 어깨 넓이로 벌린다. 오른손으로 왼손목을 잡고 위로 뻗은 다음, 골반을 앞으로 내밀면서 손은 뒤로 젖힌다(등척성 저항: 골반//양손).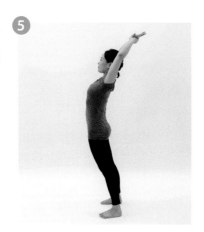

**6.** 뒤꿈치를 붙인 후 양발이 **90**도가 되게 발끝을 벌린다. 그런 다음 왼발을 한걸음 앞으로 내디디고, 왼손을 하늘로, 오른손을 땅으로 뻗은 다음 외회전시킨다. 이때 골반을 앞으로 밀면서 시선은 오른발 뒤꿈치를 향한다(등척성 저항: 양손//골반).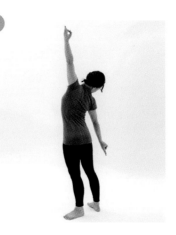

**7.** ⑥ 번과 반대

**8.** 다리를 넓게 벌린 후 양손으로 양발목을 잡고 상체를 늘어뜨린다. 이때 양쪽 발끝은 정면을 향한다(등척성 저항: 양 발바닥//지면).

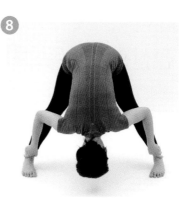

**9.** 8번 자세에서 왼쪽 발끝을 바깥쪽으로 **45**도 돌리고, 양 손바닥은 왼발 안쪽 바닥에 댄다(등척성 저항: 양발바닥//지면).

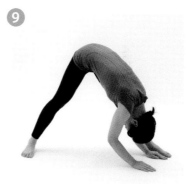

**10.** ⑨ 번과 반대

**11.** 양발은 모두 붙이고 양손을 깍지 껴 무릎 뒤, 또는 뒤꿈치 뒤쪽에 댄다(등척성 저항: 양손//다리 뒷면).

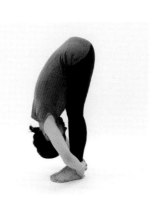

# WU #2

## 전신관절운동 °

**0.**   인사

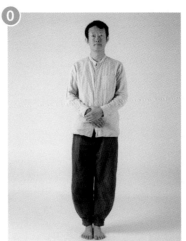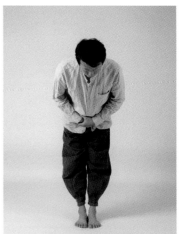

- 양손을 하부 에너지센터 앞에 모으고 양발 내측을 붙인 상태에서 인사한다. 먼저 수련 지도자
  와 인사를 한 다음, 수련에 참가하신 회원들과 상호 인사를 한다.
- 인사를 할 때는 가슴을 펴고 척추를 바르게 하여 머리 – 흉곽 – 골반이 일직선을 이루게 한 후
  **45도** 정도 숙인다.
- 손을 겹칠 때 남자는 왼손이 위로 올라오게 하고, 여자는 오른손이 위로 올라오게 한다(남좌
  여우 원리).

**1.** 손가락의 힘을 모두 뺀 자세에서 가볍게 털어준다. 구령
은 지도자가 하나, 둘, 셋, 넷, 다섯, 여섯, 일곱, 여덟까
지 세면서 선창하고, 나머지 둘, 둘, 셋, 넷, 다섯, 여섯,
일곱, 여덟은 수련생들이 구령한다.

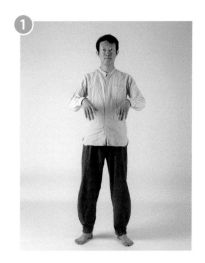

**2.** 주먹을 가볍게 쥔 상태에서 손을 얼굴까지 올렸다 내리면서 손가락을 활짝 펴며 털어준다.

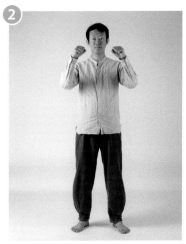 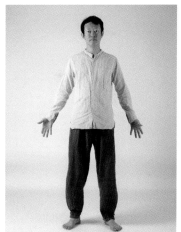

**3.** 발의 힘을 최대한 뺀 채로 가볍게 털어준다

(왼발 털기 ⋯⟶ 오른발 털기).

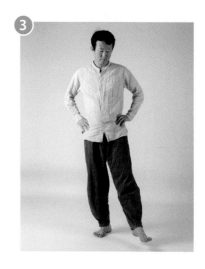

**4.** 발을 구부린 상태에서 크게 펴준다

(왼발 털기 ⋯⟶ 오른발 털기).

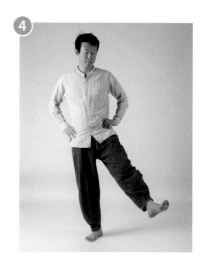

**5.** 주먹을 가볍게 쥔 자세에서 손을 가슴 높이로 올리고
손목을 돌린다(안쪽으로 돌리기 ⋯→ 바깥쪽으로 돌리기).

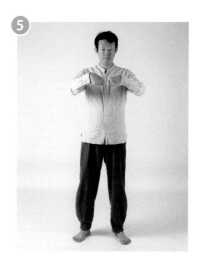

**6.** 손목을 꺾어준다. 꺾인 손이 가슴을 벗어나지 않게 한다(왼손 꺾기 ⋯→ 오른손 꺾기).

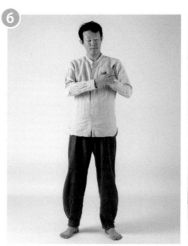 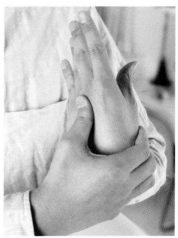

**7.** 손목을 잡고 눈높이까지 올리면서 꺾어준다. 내리면서 쭉 펴준다(왼손 꺾기 ⋯→ 오른손 꺾기).

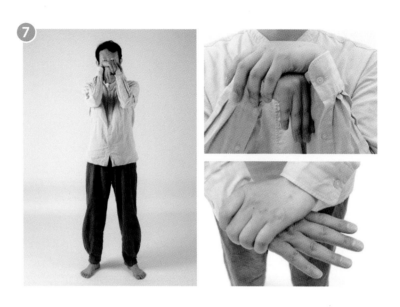

**8.** 주먹은 가볍게 쥐고 앞으로 쭉 편다. 팔에 반동을 약간 준다.

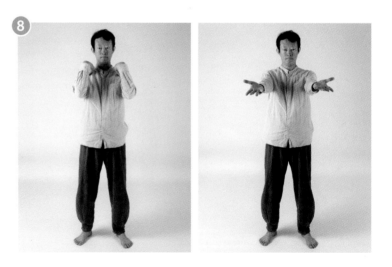

**9.** 양 주먹을 쥐고 좌우로 쭉 편다. 손가락을 끝까지 펴서 가슴에서 손으로 이어지는 근육이 늘어나게 한다.

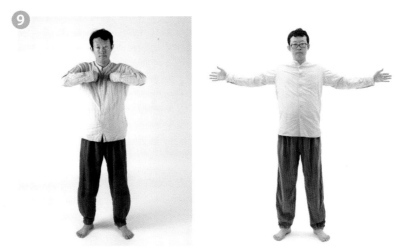

**10.** 어깨를 돌릴 때 주먹이 풀어지지 않게 한 상태에서 크게 그리고 천천히 돌린다(뒤쪽으로 돌리기 ⋯ 앞쪽으로 돌리기).

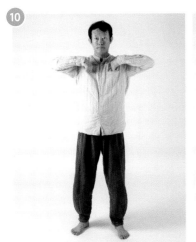
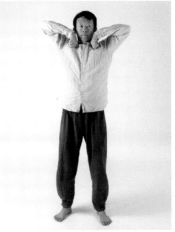
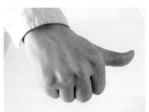

**11.** 돌리는 발을 뒤로 살짝 빼서 발목을 천천히 그리고 크게 돌린다(왼발목 바깥쪽/안쪽으로 돌리기 ⋯➤ 오른발목 바깥쪽/안쪽으로 돌리기).

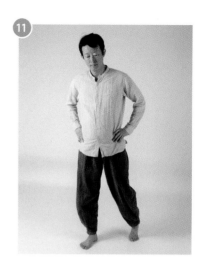

**12.** 양발, 양무릎이 떨어지지 않게 붙인 자세에서 무릎을 굽혔다 편다.

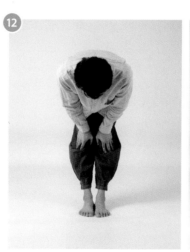
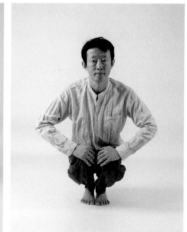

**13.** 엄지발가락이 몸통을 향하게 한 후 좌우로 짧게 무릎을 편다.

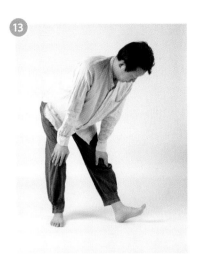

**14.** 엄지발가락이 몸통을 향하게 한 후 좌우로 길게 무릎을 편다.

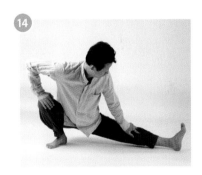

**15.** 무릎을 크게 돌렸다 펴는 동작을 반복한다 (좌 회전 …▸ 우 회전).

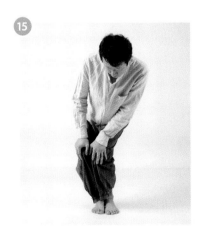

**16.** 허리를 천천히 크게 돌려준다(좌 회전 ⋯→ 우 회전).

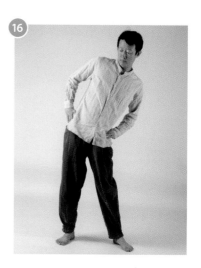

**17.** 내리는 손이 반대발 바깥쪽으로 향하게 하고, 이때 시선은 높이 든 손을 향한다. 좌우로 반복한다.

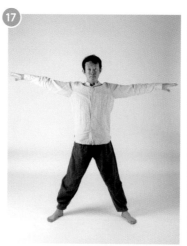
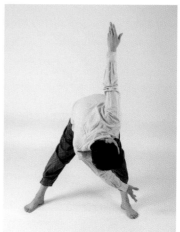

**18.** 양팔로 큰 항아리를 잡는 자세에서 팔과 상체를 크게 돌린다(좌 회전 ···➤ 우 회전).

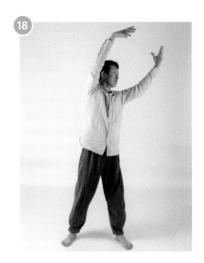

**19.** 쥔 주먹이 풀어지지 않게 하여 몸통을 돌리며, 돌아가는 손으로 시선이 따라간다. 이때 무릎은 가볍게 굽힌다(왼쪽 ···➤ 오른쪽).

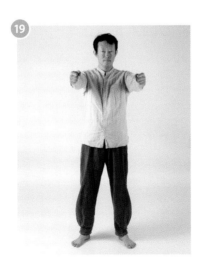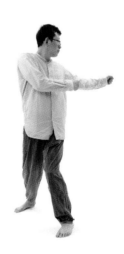

**20.** 스트레칭이 충분히 되도록 양손을 최대한 뻗는다. 시선은 손을 따라간다.

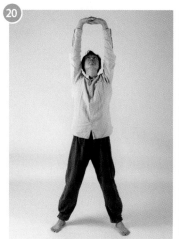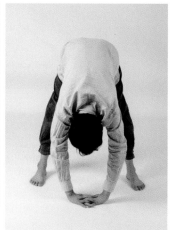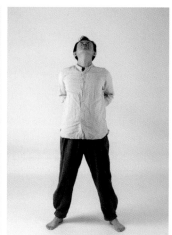

**21.** 쥔 주먹이 풀어지지 않게 하고 발이 땅에서 떨어지지 않게 한다. 팔을 **90도**, **180도**, **270도**로 회전시킨다.

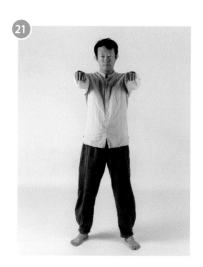

**22.** 목을 천천히 좌우로 움직인다.

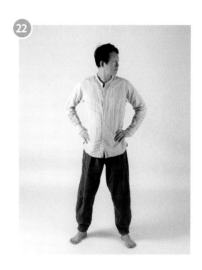

**23.** 목을 천천히 상하로 움직인다.

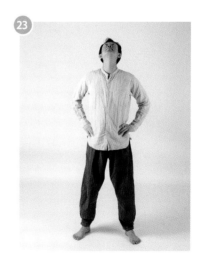

**24.** 목을 천천히 돌린다(좌 회전 ⋯ 우 회전).

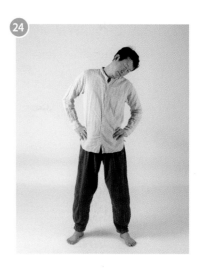

**25.** 구령에 맞춰 **PT** 체조를 한다. 끝점에서 손바닥을 가볍게 부딪친다.

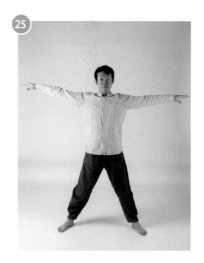

**26.** 발바닥과 손바닥을 엇갈려 부딪친다.

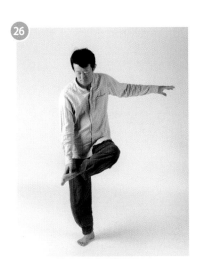

**27.** 뒤쪽에서 같은 쪽 손바닥과 발바닥을 서로 부딪친다.

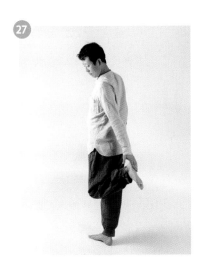

**28.** 뒤쪽에서 손바닥과 발바닥을 엇갈려 부딪친다.

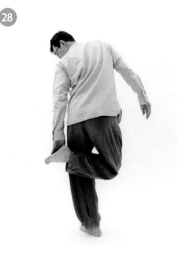

**29.** 머리-흉곽-골반을 반듯하게 한 자세에서 상체를 숙여
무릎을 짚고 코로 호흡을 고른다.

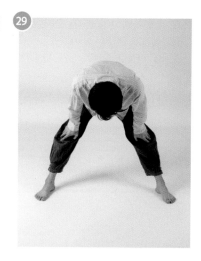

**30.** 양팔을 크게 벌려 때 하부 에너지센터 부위가 앞으로 나오게 하고 턱은 아래로 당기면서 코로 깊게 호흡한다 (**3**회 반복).

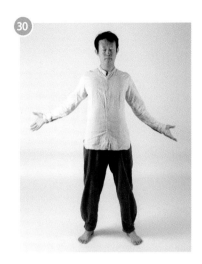

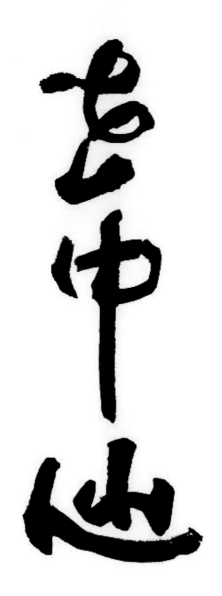

세중선

# Part 3

●

## 수련__Practice

**백선(白仙)**

온통 고요한 세상
발밑엔 운무 가득하고
기암괴석 병풍처럼 둘러쳐진
산 봉우리
흰 수염 길게 늘어뜨리고
고요히 앉아 있는 신선
그 옆에 선 백학

선앤숨 수련을 통해 수련자는 숨의 이치를 체득하고 선의 경지를 높일 수 있다. 수련은 자신의 단계에 맞는 동작시퀀스SOM, Sequence Of Motion와 에너지명상EM, Energy Meditation으로 이루어져 있다.

3부는 수련 목적에 따라 다음 3개의 장으로 나뉜다.

# STEP 1

## Level 1. 에너지센터 만들기

Making the Energy Center

선앤숨 1단계는 누워서 진행되기 때문에 와식臥式이라고도 한다. 에너지, 그 중에서도 밀도가 높은 에너지진기를 모으기 위해서는 에너지그릇에너지로 만들어지는 무형의 공간을 만들어야 한다. 물을 받고, 받은 물을 쓰기 위해 그릇이 필요한 것과 마찬가지로, 에너지를 형성하여 모은 후 이를 쓰기 위해서는 에너지그릇이 필요하다. 그런 의미에서 1단계의 정확한 명칭은 "에너지그릇 만들기"라 해야 맞지만 조금 더 포괄적인 의미에서 "에너지센터 만들기"로 한다. 하부 에너지센터를 제대로 만드는 일은 에너지명상Energy Meditation 수련의 시작점이자 핵심이다.

수련 초보자는 아직 에너지그릇이 형성되어 있지 않고, 에너지명상 호흡에 익숙하지 않기 때문에 누워서 호흡을 하는 것이 가장 안정적이다. 수련을 할 때는 반드시 "코"로 호흡을 해야 한다. 입술은 벌어지지 않게 붙이고 혀끝은 위쪽 치아 뒤에 가볍게 댄다. 누워서 코로 호흡하지 않고 무리하게 의욕이 앞서 곧바로 앉아서 호흡 수련을 하거나 입을 벌리고 수련을 하다 보면 잘못된 호흡 습관이 형성될 수 있다. 또 에너지가 위로 뜨는 문제가 생겨 수련에 부작용과 혼란이 생길 수도 있다. 따라서 에너지가 뜨지 않도록 에너지그릇을 형성하는 과정을 거쳐야 하며, 올바른 호흡법이 체화되도록 하기 위해서는 반드시 누워서 하는 수련을 먼저 해야 한다.

## 복부 풀기

하부 에너지센터가 위치해 있는 아랫배로 호흡을 잘 하기 위해서는 우선 복부가 알맞게 풀려 있어서 한다. 배꼽을 중심으로 검상돌기까지를 윗배upper abdomen, 배꼽에서 치골까지를 아랫배lower abdomen로 정의한다. 복부abdominal area는 윗배와 아랫배를 합친 영역이다. 들이쉬고 내쉴 때 이 복부가 잘 올라오고 내려가야 하는데, 수련을 이제 시작하는 사람들 중에는 잘못된 호흡 습관이 들어 있거나, 건강이 좋지 않아 장부가 경직된 경우가 많다. 그러면 아랫배호흡을 아무리 잘 하려고 해도 배가 부드럽게 움직이지 않는다. 따라서 에너지명상 수련에 앞서 복부 마사지를 통해 긴장을 이완시키고, 내부에 쌓인 것들을 풀어 주어야 아랫배호흡이 편하게 이루어진다.

다른 이가 옆에서 손으로 직접 딱딱한 배를 풀어주는 것이 가장 좋지만, 도움을 받기 어려운 경우엔 스스로 풀어야 한다. 우선 바닥에 편히 누워 한 손으로 반대 손의 손목을 가볍게 잡고 손바닥으로 자신의 배를 위에서 아래를 쓸어 내리거나 천천히 시계 방향으로 돌려준다. 양손으로 복부를 풀어도 된다. 복부의 건강이 좋지 않은 사람은 통증이 심할 수 있으니 주의해서 압력을 조절한다. 하지만 임산부는 이런 종류의 복부 풀기를 하지 않는다.

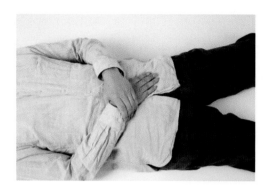

그림 3-1.　복부 마사지

복부뿐만 아니라 횡격막과 간 또는 위가 만나는 지점, 다시 말해 복강과 흉강이 만나는 경계 부위도 구석구석 눌러보고 통증이 있는 부위는 풀어준다. 횡격막은 심장과 폐가 있는 흉강과 위와 대장이 있는 복부 사이를 돔dome 모양으로 횡단하며 지나간다. 자세와 체형이 안 좋은 사람은 이 횡격막 위아래에 있는 장부와 횡격막 사이에 유착adhesion이 많이 생길 수 있다. 횡격막과 장부가 유착되면 강압적인 호흡, 즉 내쉬는 숨이 강해지는 현상이 생긴다.

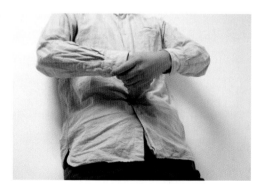

그림 3-2.　횡격막 마사지

현대인들은 머리를 앞으로 내밀고 TV, 컴퓨터, 스마트폰을 보고, 구부정한 자세로 자동차를 운전하거나 업무를 보는 시간이 많다. 그렇기 때문에 들이쉬는 숨보다 내쉬는 숨이 긴 비기능적 호흡패턴dysfunctional breathing pattern을 지닌 이들이 많다. 비기능적 호흡패턴이 생기면 자기도 모르게 들이쉬는 숨보다 내쉬는 숨을 강하게 하는 경향이 생긴다. 그렇게 되면 강하게 내쉬는 호흡패턴에 의해 들어오는 산소의 양은 줄어들고 나가는 이산화탄소의 양이 많아지면서 혈액의 수소이온농도pH 수치가 커진다. 참고로 물은 pH 7.0으로 중성이며, 7.0보다 수치가 작으면 산성, 크면 알칼리성이다. 정상인의 혈액은 pH 7.4 정도로 약알칼리성인데, 호흡성알칼리증이 되면 혈액의 알칼리 경향성이 더 커지고, 알칼리 경향성이 커질수록 몸 전체의 긴장은 높아진다.

안 좋은 자세/체형 → 내쉬는 숨 고정 → 비기능적 호흡패턴
→ 호흡성알칼리증 → 긴장 증가

자신이 느끼기에 "편안한 호흡"이 "좋은 호흡"은 아니다. 안 좋은 자세와 체형으로 몸에 감각운동기억상실증SMA, Sensory-Motor Amnesia이 생기고 내쉬는 숨이 들이쉬는 숨보다 강해져 그 패턴이 습관화habituation되면, 길게 내쉬며 몸을 압박하는 호흡을 "이완된 호흡"으로 잘못 인지하게 된다. 복부와 횡격막을 잘 풀어준 후엔, 들이쉬는 숨과 내쉬는 숨이 어떻게 일어나는지 자기감지self-sensing한 후, 자기피드백self-feedback 하여야 한다. 호흡을 할 때 과하게 압박하면서 내쉬지 않는지, 산소를 확보하려고 상부 흉곽과 목 주변 근육을 써서 강압적으로 들이쉬지 않는지 확인하자. 자연호흡Natural Breathing이란 과하지도 부족하지도 않은 중용의 호흡이다.

## 아랫배호흡 요령

배가 잘 풀려 있다면 아랫배로 하는 호흡<sup>복식호흡</sup>의 요령을 터득하는 것이 중요하다. 우선 바닥에 등을 대고 누운 자세에서 아래 그림처럼 양무릎을 45도 정도 구부린다. 그런 다음 한 손은 윗배에 다른 손은 아랫배에 올린다. 자세가 갖춰지면 숨을 들이쉬면서 아랫배를 크게 부풀리고 내쉬면서 아랫배를 내린다. 처음에는 입으로 소리를 내면서 연습하다 잘 되면 소리를 내지 않고 연습한다. 대부분의 사람들은 오랜 시간 흉식호흡에 익숙해져 있기 때문에 들이쉴 때 상체가 올라가고 아랫배는 내려가며, 내 쉴 때는 아랫배가 올라간다. 여기서 제시하는 아랫배호흡과는 반대로 하는 사람들이 의외로 많다.

수련 초보자는 우선 흉식호흡에서 복식호흡으로 호흡 습관을 전환해야 한다. 들이쉴 때 흉곽은 가만히 둔 상태에서 아랫배를 크게 부풀리고 내쉬면서 아랫배가 들어가게 하는 연습을 빠르게 해보자. 이 연습이 잘 되면 조금 더 속도를 내본다. 1초에 한 번 호흡한다는 느낌으로 속도를 높여본다. 아랫배호흡 연습이 잘되면 마치 배를 튕기는 듯한 느낌을 받을 것이다.

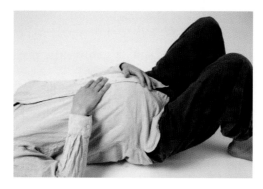

그림 3-3.   아랫배호흡

본격적인 에너지명상 수련에서는 이렇게 빠르게 호흡하지 않는다. 누워서 호흡을 할 때에는 가늘고, 길고, 깊게, 그리고 자연스럽게 호흡을 해야 한다. 와식 자세에서 호흡을 할 때는 좌식 자세에서 호흡을 할 때보다 아랫배가 더 잘 나온다. 따라서 호흡을 가늘고, 길고, 깊게 할 수 있도록 충분히 복부를 풀어주고 아랫배호흡 트레이닝을 제대로 해놔야 누워서 하는 호흡(와식) 수련이 효과적으로 진행된다.

## 아랫배 강화 운동

아랫배호흡 연습을 하려고 해도 복부 근력이 부족한 경우엔 이를 보완하기 위해 누운 자세에서 호흡에 맞춰 다리 들어올리기를 한다.

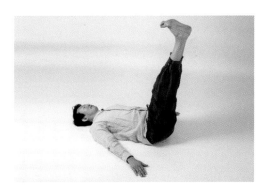

그림 3-4.　아랫배 강화 운동

먼저 다리를 붙이고 발끝을 머리쪽으로 양팔은 45도 각도로 벌리고 바닥에 댄다. 자세가 갖추어지면 들이쉬면서 다리를 들어 올리고 내쉬면서 내린다. 허리가 좋지 않은 사람은 수련지도자의 지도를 받아 자신에게 맞는 쉬운 동작을 통해 허리 문제를 해결한 다음 이 연습을 하는 것이 좋다.

천천히 10-20회 정도 호흡에 맞추어 다리를 들었다 내린다. 허벅지 뒤쪽 근육이 짧은 사람은 스트레칭을 해서 늘려주면 다리 들기가 훨씬 쉽게 느껴진다. 자신의 몸 상태에 맞춰 횟수를 조절하고 첫 번째 세트가 끝난 후엔 몸을 이완하고 쉰 다음 다시 두 번째 세트를 시행한다. 다리를 들어올리고 내릴 때 상체의 긴장을 빼는 것이 좋다. 다리가 움직이면 골반이 따라 움직이고, 골반의 움직임은 척추를 통해 어깨와 목까지 이어진다. 이러한 연동<sup>동작의 연결</sup> 현상을 인지할 수 있도록 상체 긴장을 뺀 상태에서 다리를 움직일 수 있게 되면 코어의 연결성이 좋아진다.

이 동작을 수련 전에 꾸준히 해주면 복부에 있는 근육에 탄력이 생기고 골반과 척추의 정렬이 좋아져 아랫배호흡을 하는데 큰 도움이 된다. 여기서 제시한 방법 외에도 호흡력을 키우는 방법은 다양하다. 자신의 몸에 맞는 방법을 고안해서 해보고 스스로 피드백을 하면서 조금씩 강도를 높여나가도록 한다.

## 에너지센터 만들기 기본 자세

에너지명상 수련을 잘 하기 위해서는 바른 자세를 갖춰야 한다. 각 단계에 따라 정확한 자세를 갖춰 나가는 노력을 꾸준히 해야 이완, 집중, 호흡을 통한 몰입이 쉽게 이루어지기 때문이다. 와식 자세는 편하게 눕는 것에서부터 시작된다.

몸과 마음은 최대한 이완하고, 양발을 어깨 넓이로 벌린 후 편하게 둔다. 다리와 가슴의 위치를 조정해 하부 에너지센터 부위가 살짝 올라오게 자세를 잡고 눕는다. 이때 누워있는 수련자의 허리에 손을 넣으면 충분히 들어갈 수 있어야 하는데 그 상태에서 허리의 힘을 모두 빼서 편안하게 한다. 허리의 힘이 빠지지 않으면 계속 긴장된 상태에서 수련이 진행된다. 허리가 좋지 않은 사람은 눕는 자세 또한 주의를 기울여야 한다. 최대한 통증이 없는 자세에서 아랫배호흡을 해야 에너지명상을 하는 시간 내내 에너지센터에 깊게 몰입할 수 있다.

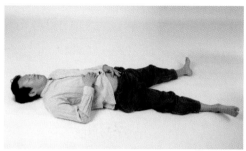 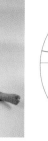

그림 3-5.   에너지센터 만들기 기본 자세          그림 3-6.   에너지센터 스티커

편하게 누웠으면 이제 한 손은 윗배에 대고 다른 손은 손가락 하나를 펴서 석문혈 자리에 붙인 에너지센터 스티커<sup>이하, 스티커</sup>에 댄다. 이때 손가락은 옷 위보다는 스티커에 직접 대는 것이 좋다. 이 자세에서 눈을 지그시 감고 하늘을 응시하는 듯한 가벼운 기분을 유지한다.

에너지센터 만들기 단계에서 하는 와식 자세는 이와 같다. 하지만 체형에 따라 에너지센터 기본 자세<sup>와식 기본 자세</sup>를 제대로 하기 힘든 수련자는 자신에 맞게 눕는 자세를 약간 변형시켜도 된다.

# 에너지센터 스티커 붙이는 법

와식 기본 자세에서 수련자는 한쪽 손 중지(남자는 오른손, 여자는 왼손)를 수직으로 세워 배꼽에 댄다. 반대 손의 검지와 중지 손가락의 두 번째 마디 부분(남자는 왼손, 여자는 오른손)을 가운데 손가락 밑 부분에 대고, 바로 밑에 에너지센터 스티커를 붙인다.

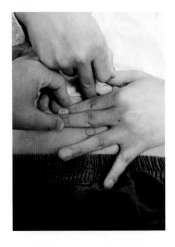

그림 3-7.   스티커 붙이기

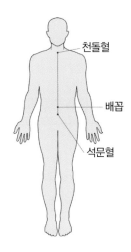

그림 3-8.   스티커의 위치

- 가운데 손가락이 기울거나 구부러지지 않도록 바르게 편다.
- 천돌, 배꼽, 치골결합을 잇는 중심축에 스티커가 위치하도록 한다.
- 스티커를 스스로 붙이면 위치가 틀어질 확률이 높다. 따라서 수련자 혼자서 붙이지 말고 지도자에게 부탁한다.
- 스티커를 붙이고 시간이 지나면 위치가 틀어진다. 특히 1단계 수련자의 경우 15일 이상이 지나도 스티커가 떨어지지 않으면, 지도자에게 다시 붙여달라고 부탁한다.

## 선앤숨 1단계 에너지명상

와식 기본 자세가 갖추어지고 스티커가 바르게 붙여졌다면, 먼저 심호흡을 한두 번 크게 하여 호흡을 안정시킨 후 1단계 마인드디렉팅심법, 心法을 한다. 마인드디렉팅은 3회 정도 짧고, 강하게 한다. 부록 2를 보면 마인드디렉팅의 의미와 요령이 잘 설명되어 있다.

앞에서 수련자는 복부풀기, 아랫배호흡 요령, 아랫배 강화 운동을 통해 수련을 하기 위한 기본 준비를 마쳤다. 이제 본격적인 와식 호흡법에 대해 알아본다. 호흡은 내쉬는 숨과 들이쉬는 숨을 합쳐서 부르는 말이다. 와식 수련자는 자신의 몸 상태에 맞게 부드럽고 자연스럽게 호흡을 시작해야 한다. 무엇이든 인위적이고 자연스럽지 못한 것은 오래가지 못하며 몸의 부담을 준다.

부드러운 물을 흡입한다는 마음으로 호흡한다. 맑고 부드러운 물이 자신의 코로 들어와서 몸 앞면의 임맥 선상을 지나 석문혈까지 자연스럽게 흘러간다는 마음으로 숨을 고른다. 이때 주의해야할 점은 "석문혈에 정확하게 들어간다는 마음"으로 호흡을 해야 한다는 것이다. 본수련 시 자신의 호흡을 의식하지 않으면 코를 통해 들어오는 호흡이 하부 에너지센터를 지나 아랫배 치골 방향으로 흘러갈 수 있다. 그러면 하부 에너지센터가 온전히 형성되지 않고 에너지가 석문보다 아래쪽에 치우칠 수도 있다. 또한 호흡력이 약한 수련자의 경우 석문혈의 윗부분에 에너지가 모이기도 한다. 따라서 호흡은 정확히 석문혈로 들어가야 한다.

와식 수련을 꾸준히 하다 보면 하부 에너지센터가 조금씩 만들어지기 시작한다. 이로 인해 자신의 호흡이 조금씩 바뀌는 것을 느낄 수 있는데, 보통은 호흡이 길어지거나 깊은 호흡이 일어난다. 하지만 이렇게 호흡이 변하는 현상이 그냥 생기는 것은 아니다. 수련자의 부단한 노력이 필요하다. 하부 에너지센터가 만들어지면서 호흡이 변화하는 현상에 어느 정도 적응이 되면 호흡을 조금 더 가늘고 길게, 그리고 에너지센터로 깊게 할 수 있도록 조율한다. 무조건 자연스럽게만 한다고 해서 호흡이 좋아지지는 않는다.

와식 수련자는 앞에서 소개한 복부 풀기, 아랫배호흡, 아랫배 강화 운동을 꾸준히 트레이닝하여 자신의 호흡력을 키워야 한다. 들이쉴 때에는 스티커를 붙인 곳이 정점이 되어 풍선처럼 크게 천천히 부풀어 오르도록 해야 하고, 정점에 도달한 후엔 천천히 내쉰다. 물론 무작정 힘으로 세게 밀어 올리듯 들이쉬지는 않는다. 호흡이 들어와서 그 호흡의 힘으로 인해 아랫배가 크게 부풀어 올라야 한다.

자연스러운 호흡이 늘 일정하게 지속되지는 않는다. 어떤 때는 호흡이 길어지며 배가 크게 부풀려지지만, 또 어떤 때는 호흡이 다시 짧아진다. 이는 자신의 정기신몸, 에너지, 마음 상태가 끊임없이 변하기 때문이다. 그래서 수련자는 하나의 현상에 치우치지 말고 핵심적인 호흡법을 숙지하되 변화하는 자신의 정기신 상황에 맞게 호흡을 조율해 나가야 한다. 그러면 어느 순간 평균적으로 보았을 때 전체적인 호흡 길이가 길어지면서 가늘고 또 깊어졌다는 사실을 깨닫게 된다. 물론 이러한 호흡이 가능한 이유는 누워서 호흡을 했기 때문이다. 단계가 올라가면 또 거기에 맞게 호흡이 변한다.

## 하부 에너지센터에 의식을 두는 것에 관하여

하부 에너지센터를 공장이라 생각해보자. 공장이 돌아가기 위해서는 전원이 있어야 하며, 제품을 만들기 위해서는 원재료가 있어야한다. 이때 원재료는 코를 통해 들어오는 호흡이고, 전원은 의식이며, 에너지는 제품이다. 특히 전원에 해당되는 의식은 매우 중요하다. 의식을 어느 정도 하부 에너지센터에 두는가, 그리고 얼마나 오래 두는가에 따라 그 공장이 가동되는 효율이 달라지기 때문이다.

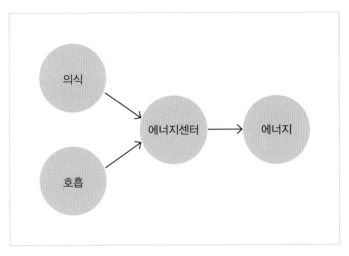

그림 3-9.　에너지 생성 메커니즘

선앤숨 수련에서는 석문혈을 하부 에너지센터의 관문으로 삼는다. 석문혈은 기해혈과 관원혈 사이에 위치한다. 기해혈은 마이너스 에너지를 관장하고 관원혈은 플러스 에너지를 관장하는데, 마이너스와 플러스 어디에도 치우치지 않는 중용의 자리이자 무극의 자리인 석문혈을 중심으로 에너지명상 수련을 해야 밀도 높은 에너지를 생성할 수 있다. 따라서 석문혈에 스티커를 붙여서 하부 에너지센터의 위치를 명확히 하고, 정확한 마인드디렉팅을 해서 방향을 설정한 후 의식 집중을 하면서부터 선앤숨 수련이 본격적으로 시작된다.

의식은 사실 눈으로 보고, 귀로 듣고, 피부로 느끼고, 코로 냄새를 맡고, 혀로 맛을 보는 5가지 감각 요소를 모두 포괄한다. 그래서 "의식을 둔다"고 할 때는 이 다섯 가지 감각이 모두 작용한다. 하지만 오감 중에서도 수련을 할 때 의식 집중을 용이하게 하는 데 활용하기 쉬운 것이 바로 "촉각과 시각"이다.

촉각을 활용할 때는 먼저 한 손가락을 스티커에 댄 상태로 거친 질감을 느껴본다. 그러면 스티커와 손가락 사이에서 느껴지는 촉각에 의식이 쉽게 집중된다. 또는 손가락으로 스티커를 가볍게 눌러서 피부에서 느껴지는 압력감에 의식을 집중해도 도움이 된다. 이들은 모두 촉각을 이용해 의식 집중을 돕는 방법이다.

시선을 활용해서 의식 집중을 도울 수도 있다. 시선을 활용해 의식을 두는 행위는 실제 눈으로 사물을 보는 방식과는 다르다. 먼저 누운 상태에서 한 손가락을 얼굴 정면에서 10cm 정도 위치에 두고 눈을 뜨면 손가락이 보일 것이다. 눈앞에 보이는 손가락을 천천히 석문혈 방향으로 내린다. 그러면 시선도 같이 천천히 따라간다. 내려가던 손가락이 가슴 정도 위치에 이르면 더 이상 보이지 않게 되는데, 그래도 눈<sup>시선</sup>은 손가락을 따라간다. 이제 손가락을 스티커가 붙어 있는 곳에 놓는다. 이때에도 시선이 스티커에 닿아 있고 그 부위의 촉감을 느끼고 있다면 의식이 석문혈에 놓인 것이다.

열차를 타고 여행하는 상상을 해보자. 보통은 빠르게 창 밖으로 지나가는 들판의 모습을 뚫어지게 보거나, 의미를 두며 보지 않고 관조하듯, 무심히 바라본다. 시선을 두는 이치도 이와 같다. 멀리서, 무심하게, 관조하듯, 시선을 석문혈에 두어야 한다. 호흡 수련에서 석문혈에 의식을 둔다는 말은 이렇게 시선이 석문혈에 가 닿아있는 것, 그리고 촉각을 이용해 스티커의 질감을 느끼는 것과 관련이 있다.

수련 시 시선을 두는 것에 대한 연습은 선배 수련자의 조언을 듣고 코칭을 받아야한다. 시선을 두는 요령을 제대로 습득하지 못하면 눈을 너무 긴장시키며 보다가 자칫 인당에 에너지가 몰릴 수 있기 때문이다. 육안으로 긴장하며 애써서 보려고 해서는 안 된다. 시선을 둘 때는 하부 에너지센터를 찾으려는 마음을 내려놓고 차분히 기다려야 한다.

의식은 참으로 오묘하다. 시선을 두고, 느낌을 찾고, 원하는 부위에 이완된 집중을 한 후, 호흡을 조절하여 몰입하는 이 모든 과정이 의식 집중 트레이닝이다. 수련자들은 자신의 수련이 깊어짐에 따라 이 의식에 대해 깊은 탐구를 해야 한다. 그래서 의식이라는 말에 숨은 이치를 터득해야한다. 수련의 단계가 올라가 이완, 집중, 호흡을 통한 몰입에 대한 체득으로 의식을 쓰는 경험이 쌓이다 보면, 결국 의식은 근원의 공부빛, 자신와 관련이 있음을 알게 된다.

## 하부 에너지센터가 형성되는 과정

지구를 라이트볼여의주이라고 한다면 에너지센터는 지구의 대기권에 비유할 수 있다. 대기권은 지구를 보호하는 막과 같은 역할을 한다. 대기권은 일정한 크기를 지니고 있으며 밀도를 지닌 공기의 층이다. 공기가 우주로 날아가지 않고 대기권을 이루는 이유는 지구의 인력 때문이다.

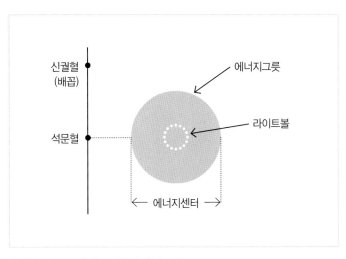

그림 3-10.　에너지그릇과 라이트볼

에너지센터도 마찬가지다. 지구가 대기권을 형성하듯 라이트볼도 자신을 보호하는 일종의 막을 형성하는데, 이 막은 적당한 크기와 밀도를 지닌다. 라이트볼의 힘이 작용하고 있기 때문에 그런 현상이 일어난다. 의식을 석문혈에 두면 그 의식의 힘이 라이트볼에 닿게 되는데, 의식의 힘이 닿은 라이트볼은 마치 공장처럼 작동을 하여 에너지를 만들어 낸다. 그래서 여의주 주변에 일정한 섹터sector의 에너지의 막을 형성하게 되는데 이것이 바로 에너지센터이다. 에너지센터는 에너지 덩어리이기 때문에 일정한 크기와 밀도가 있으며 정확한 곳에 위치한다.

수련자가 단지 의식을 하부 에너지센터에 두고 호흡을 한다고 해서 에너지센터가 바로 만들어 지지는 않는다. 먼저 "외부의 에너지천지간에 있는 좋은 에너지"가 수련자의 호흡을 통해 들어와서 석문혈까지 이르러야 한다. 그래서 와식 수련에서 중요한 최초의 일은 임맥 선상의 "에너지의 통로"를 여는형성하는 것이라 할 수 있다. 물론 이때, 임맥 선상코에서부터 석문혈까지의 에너지 통로는 4단계 수련에서 뚫게 되는 임맥과는 다르다. 어쨌든 1단계 수련을 통해 의식을 석문혈에 두고 호흡을 하다 보면 천천히 임맥 선상의 통로가 먼저 열리고, 이어서 하부 에너지센터가 조금씩 형성되기 시작한다.

에너지센터는 진기의 덩어리이다. 그래서 에너지센터가 형성되는 과정에서 다양한 에너지가 느껴지기 시작한다. 아랫배 주위에 풍선이 있는 것 같은 느낌이 들기도 하며, 수련이 진행되면서 이 풍선이 점점 작아져 자신의 주먹 또는 동전 정도 크기로 느껴질 때도 있다. 더욱 진행이 되면 원래의 적절한 크기를 갖춘 온전한 에너지센터가 형성된다. 물론 이러한 에너지의 느낌은 수련자의 체질과 수련 정도에 따라 변한다.

수련자는 꾸준히 그리고 재미있게 수련하여 자신의 하부 에너지센터가 형성되는 과정을 체득하기 바란다. 그래서 온전한 하부 에너지센터의 "위치, 크기, 밀도"를 꼭 체득하고 다음 단계로 넘어가도록 하자.

SOM #1

●

선__仙

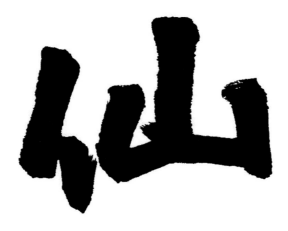

SUN

# 선(仙) 시퀀스 °

## 1-1.

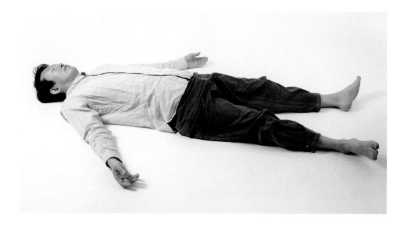

## 1-2.

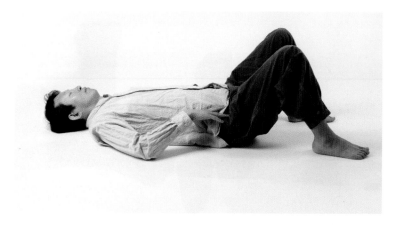

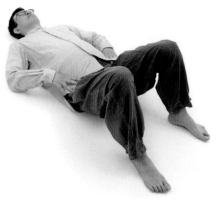

**1-3, 4.** 올린 발 기준으로 남좌여우

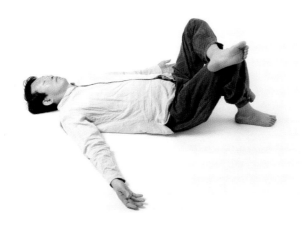 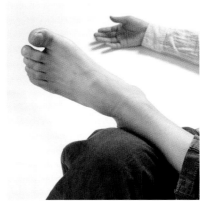

**1-5.** 턱을 상방 **15**도 정도 들어 하늘을 향한다.

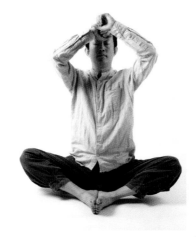 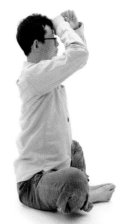

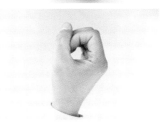

**1-6.**

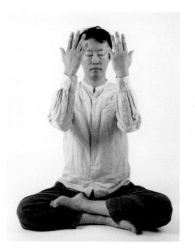 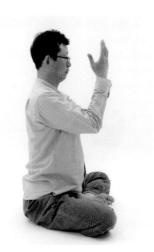

**1-7.** 머리에서 꼬리뼈까지 최대한 일직선이 되게 한다.

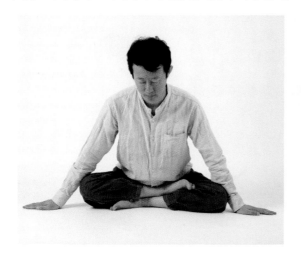 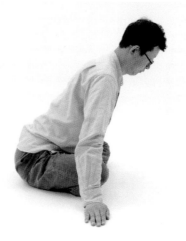

**1-8.** 머리에서 꼬리뼈까지 최대한 일직선이 되게 한다. 손의 힘이 아닌 허리의 힘만으로 버틴다.

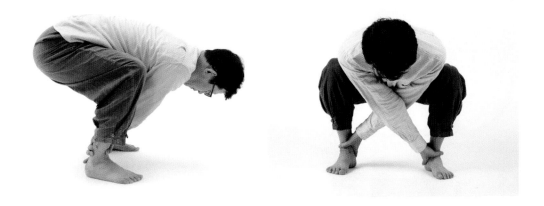

**1-9.**

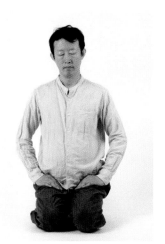 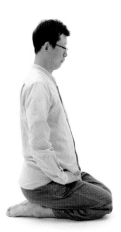

**1-10.**

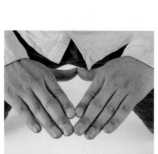

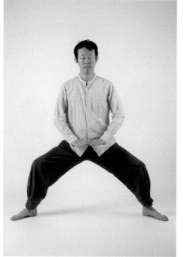

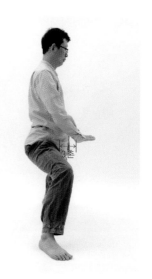

**1-11.** 하부 에너지센터가 떨릴 정도로 골반을 앞으로 이동시킨다. 왼손이 오른손 안으로 들어오게 한다.

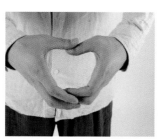

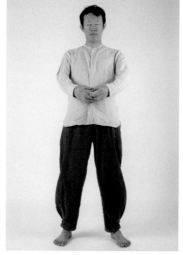

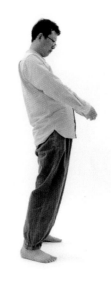

●

건__健

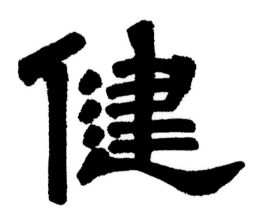

Well-Being

## 2-1. 왼손이 오른손 안으로 들어오게 한다.

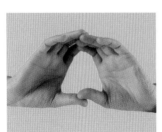 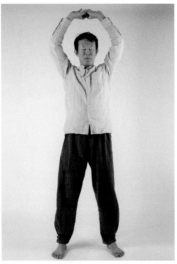 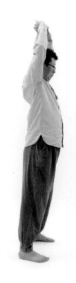

## 2-2. 들어올린 손 기준으로 남좌여우

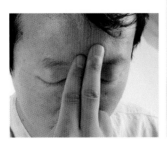 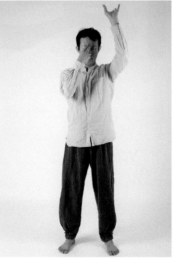 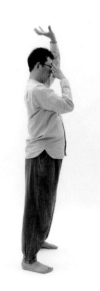

**2-3.**

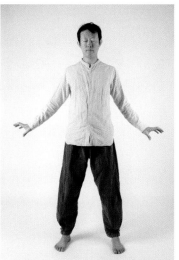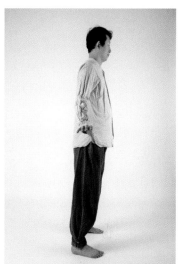

**2-4, 5.** 앞에 있는 손 기준으로 남좌여우

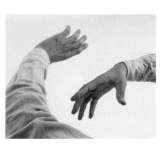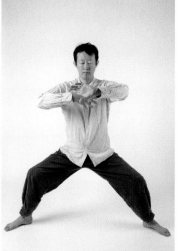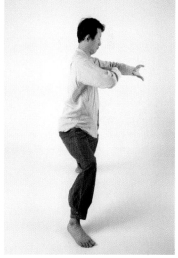

**2-6.**

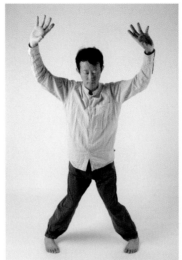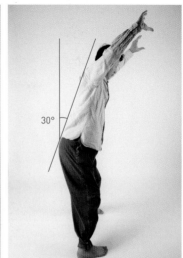

**2-7.**

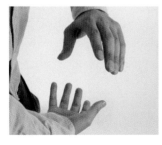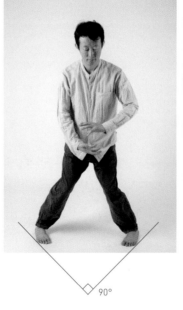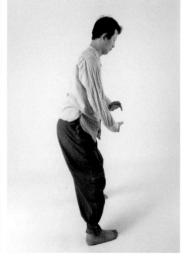

**2-8, 2-9.**   뻗은 손 기준으로 남좌여우

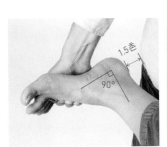

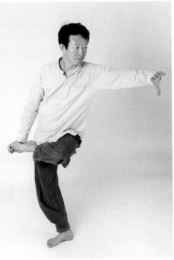

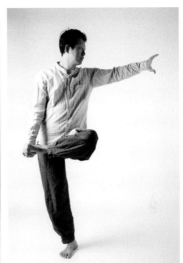

**2-10.**

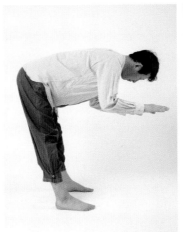

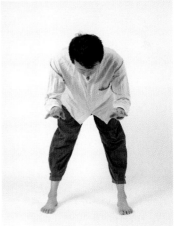

**2-11.**

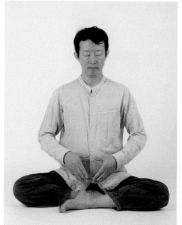
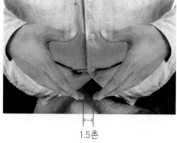

1.5촌

## Level 2. 에너지센터 채우기

Accumulating the Energy Center

1단계 수련을 통해 에너지그릇이 형성되면 앉아서 좌식坐式 수련을 하게 된다. 와식 수련을 통해 에너지그릇이 온전히 만들어지기는 했지만 아직 이 그릇의 내부는 비어있다. 따라서 상대적으로 비어있는 그릇에 물을 채우듯 에너지를 가득 채워야 본격적으로 에너지를 돌리는 수련을 할 수 있다.

1, 2단계 수련은 수련 자세만 다를 뿐 하는 방법은 같다. 마인드디렉팅심법, 心法도 같으며 의식을 두는 것도 같다. 그런데 왜 꼭 앉아서 수련을 해야만 할까? 그것은 수련의 효율적인 측면 때문이다. 하부 에너지센터를 형성하기 위해서는 에너지가 강하게 모이는 것보다는 안정적으로 모여야 한다. 그래야 하부 에너지센터가 부족한 부분 없이 일정한 형태로 고르게 형성된다. 또한 1단계 수련을 시작하는 이들은 아직 호흡법을 익히지 못한 상태이다. 때문에 안정적인 선앤숨 호흡법을 체화시키기 위해서라도 누워서 수련하는 것이 효율적이다. 어떻게 호흡을 해야 하는지도 모르는 수련자에게 바로 앉아서 호흡을 하게 하면 인위적이고 잘못된 호흡 습관이 생길 수 있다. 그래서 반드시 와식을 한 후 좌식을 해야 한다.

선앤숨 2단계에 올라와 앉아서 호흡을 하면 누워서 호흡을 할 때보다 훨씬 더 많은 에너지가 강하게, 그리고 집중적으로 모인다. 신체구조상 앉은 자세가 갖는 피라밋 모양은 기운을 강하게 형성하는 역할을 한다. 또 허리를 펴고 앉아 있으면 7개의 경추목뼈가 북두칠성의 기운을 끌어당기는 역할을 하여 수련의 효율성을 높여준다.五 또한 누워서 수련을 할 때는 몸 전체가 땅에 닿아서 의식이 분산될 수 있지만, 앉은 자세에서는 의식이 많이 분산되지 않는다. 그래서 좌식 자세를 취하면 의식 집중이 쉬워져 하부 에너지센터에 에너지를 더 효율적으로 모을 수 있다.

앉아서 수련을 해야 하는 가장 큰 이유는 수련의 메커니즘 때문이다.

　선앤숨 수련은 라이트볼여의주 수련이다. 즉, 라이트볼의 작용으로 인해 수련이 진행된다는 말이다. 하늘의 에너지빛가 백회를 통해 하부 에너지센터의 라이트볼에 닿음과 동시에 중부와 상부 에너지센터 안의 라이트볼에도 영향을 미친다. 이는 다른 말로, 앉아서 수련을 하면 하늘의 에너지빛가 백회를 통해 상, 중, 하부 에너지센터의 라이트볼과 연결이 되면서 본격적인 수련이 시작된다는 것이다. 각각의 라이트볼의 기능은 다르다. 경중의 차이는 있지만 매 수련 과정단계에 이 3개의 라이트볼이 관여한다. 하지만 이 3개의 라이트볼이 연결되어야 그 힘이 작용하기 때문에 3개의 라이트볼을 하나로 연결하는 일은 매우 중요하다. 사실 에너지를 이용해 3개의 라이트볼을 하나로 연결하는 척추 에너지라인소주천 수련이 중요한 이유가 여기에 있지만 척추 에너지라인 단계 이전 과정에도 이러한 메커니즘이 적용된다. 좌식을 하는 중요한 이유는 바르게 앉는 자세를 통해 3개의 라이트볼을 연결하는 것이다.

---

五　인간은 항상 머리로는 하늘의 에너지와 소통하고, 발은 땅의 에너지와 소통한다. 그래서 머리는 하늘을 향하고 발은 땅을 향하는 것이 가장 이상적인 수련 자세이다.

## 에너지센터 채우기 기본 자세

결가부좌나 반가부좌 같은 전통적인 수련 자세도 있지만, 여기서는 보다 보편적이고 효율적인 좌식 자세를 소개하고자 한다.

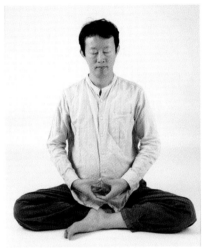

그림 3-13. 에너지센터 채우기 기본 자세

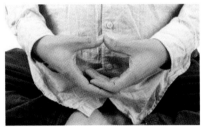

그림 3-14. 손 모양

먼저 편안하게 앉는다. 한쪽 발은 뒤꿈치가 회음혈에 닿도록 당기고, 반대쪽 발은 당긴 발의 발목 부위에 뒤꿈치가 오도록 한다. 그래서 정확한 발 자세를 취하면 마치 블록을 맞추어 놓은 것처럼 보일 수 있다. 어느 쪽 발이 앞으로 가든 상관이 없으나 편한 쪽만 계속 앞으로 오게 하면 안 된다. 몸의 균형을 맞추기 위해서는 주기적으로 발을 바꿔 주어야 한다.

초보자나 몸이 불편해서 이완이 잘 안 되는 사람은 본수련을 할 때 다리가 저려서 바른 좌식 자세를 취하기 어려울 수 있다. 이때는 다리를 바꾸어주거나, 또는 자세를 조금 느슨하게 잡아도 된다. 바른 좌식 자세를 취하기 어려운 사람은 수련 지도자의 개별적인 지도를 받고, 몸의 유연성을 높이는 수련을 한 다음 정확한 좌식 자세를 취할 수 있도록 노력한다.

발과 다리 자세를 잡은 후에는 명문 부위<sub>요추 2번과 3번 사이</sub>가 앞쪽으로 들어가게 하여 척추 전체를 S자 형태로 만든다. 요추에 정상적인 전만곡이 형성되어야 척추 전체가 탄성을 갖게 되고, 탄성 있는 척추가 만들어져야 에너지 흐름이 원활해진다. 바르게 앉은 후에는 마치 누군가가 머리를 잡고 위로 쭈욱 뽑아 올린다는 느낌으로 가슴을 활짝 펴고 턱은 자연스럽게 밑으로 향하게 하여 경추가 가볍게 늘어나게 한다. 그러면 코가 하부 에너지센터를 향하게 되고 눈도 하부 에너지센터를 바라보는 자세가 된다.

그런 다음 엄지손가락은 붙이고 왼손이 오른손 안으로 들어가게 하여 둥근 원을 만들어 가볍게 놓는다. 양손 사이의 원을 통해 에너지가 하부 에너지센터로 유입되기 때문에, 원을 너무 작게 만들지 않도록 한다. 이때 손은 계속 들고 있지 않도록 주의한다. 계속 들고 있으면 긴장되어 의식 집중이 어려워진다.<sup>六</sup>

---

六 음양론적인 관점에서 왼손은 음, 오른손은 양에 해당된다. 그래서 음은 아래로 내려가고 양은 위로 올라가려는 성향이 있는데, 왼손을 오른손 안으로 들어가게 하면 음과 양이 서로 만나게 되어 에너지가 안으로 유입된다. 이때 왼손 전체를 오른손 안으로 넣지 왜 엄지손가락은 서로 붙여주는 걸까? 엄지 손가락까지 포함하여 왼손을 오른손 안으로 넣으면 에너지가 강하게 에너지센터로 들어오게 만들 수는 있지만 안정성은 떨어진다. 좌식부터는 의식을 하부 에너지센터로 몰입해 들어가야 하는데, 에너지만 강하게 들어오고 몰입이 불안정해지면 수련의 전체적인 흐름이 깨진다. 그래서 엄지손가락은 서로 붙여서 에너지의 안정성을 확보하고, 손바닥으로는 음과 양이 만나 에너지를 하부 에너지센터로 유입되게 하는 수결(손 모양)을 취한다

# 방석 활용법

2단계 수련에서 호흡명상 수련을 할 때는 보통 수련용 방석을 활용하곤 한다. 수련용 방석에 앉을 때 방석의 높낮이 차이로 인해 자세가 틀어질 수 있으니 주의해야 한다. 특히 좌식 자세는 선앤숨 수련에서 가장 중요하다. 그렇기 때문에 딱딱한 바닥보다는 수련용 방석 위에서 바르게 앉는 요령을 알고 있어야 한다. 한번 잘못된 방석 이용 습관이 들면 쉽게 고치기 어렵다.

방석에 앉을 때는 "올라타는 법"이 아닌 "걸치는 법"을 이용한다. 볼링공을 연상해 보면 이해가 쉽다. 볼링공이 천천히 굴러가다가 어떤 물체에 닿으면 멈춘다. 하지만 이 볼링공이 그 물체 위로 올라가지는 않는다. 단지 물체와 볼링공이 닿아있을 뿐이다. 마찬가지로 방석 위에 앉을 때도 방석을 접어 엉덩이를 그 위에 올려놓는 것보다. 엉덩이가 방석에 가볍게 걸치게 해야 한다. 그래야 몸통이 기울거나 허리가 구부러지지 않고 안정된 상태에서 오랫동안 좌식 자세를 유지할 수 있다. 물론 방석을 이용하는 법도 방석 종류에 따라 또는 거기에 앉는 사람의 체형에 따라 조금씩 다를 수 있기 때문에 수련 지도자의 세심한 지도를 받는 것이 좋다.

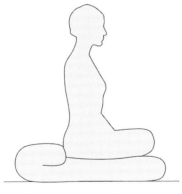

그림 3-15.  바른 자세

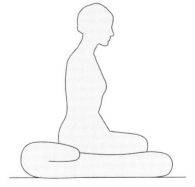

그림 3-16.  바르지 않은 자세

## 선앤숨 2단계 에너지명상

호흡에는 두 가지 측면이 있다. 산소와 이산화탄소의 교환을 통한 생리학적인 호흡 측면, 그리고 기운의 흡수 및 순환을 동반하는 에너지 호흡 측면이 그것이다. 이 책에서는 산소 순환을 중심으로 한 생리학적 호흡보다는 에너지를 모으고 돌리는 것을 중심으로 하는 수련적인 측면의 호흡에 방점을 두고 설명을 한다. 따라서 일반적인 호흡 생리학에 관심이 있는 사람들에게 쉽게 이해되기 어려운 부분이 있을 수 있다.

에너지센터 채우기 단계에서 배우는 좌식 호흡법은 매우 중요하다. 선앤숨 수련의 호흡명상은 대부분 좌식을 바탕으로 진행되기 때문이다. 이 좌식 호흡법을 익히기 위해서는 먼저 와식 호흡법과의 차이를 잘 이해해야 한다.

와식을 할 때에는 아랫배를 가볍게 누르듯이 소변을 볼 때처럼 호흡을 해도 무방하다. 아랫배를 충분히 부풀게 해서 호흡을 가늘고 길게 하면 하부 에너지센터로 깊은 호흡을 할 수 있기 때문이다. 누워서 호흡을 하면 내부 장기가 눌리지 않아서 작은 힘으로도 아랫배가 잘 나온다. 하지만 와식 수련을 잘 해서 아랫배를 충분히 부풀리며 호흡을 하다가 좌식 수련으로 올라간 다음 처음 수련을 해보면, 분명 와식 호흡법 대로 호흡을 하는데도 힘이 들거나 조금 부자연스럽게 느껴지곤 한다. 호흡 습관은 와식에 맞추어져 있는데 자세는 좌식을 취했기 때문이다. 따라서 좌식 수련 단계가 되면 좌식에 맞는 방식으로 자신의 호흡을 변화시킬 필요가 있다.

바른 좌식 호흡은 어떻게 해야 할까? 먼저 좌식 기본 자세로 바르게 앉는다. 와식 단계에서 했던 것처럼 배에 지그시 힘을 주어서 호흡을 하기 보다는 짧게 호흡을 하더라도 배에 힘을 모두 빼야 한다. 이때 윗배가 나와도 무관하며, 들이쉬는 숨과 내쉬는 숨이 불규칙적이어도 괜찮다. 때로는 들이쉬는 숨이 길 수도 있고 내쉬는 숨이 길 때도 있다. 좌식 호흡을 할 때는 오히려 몸의 흐름에 맡기며 호흡을 해야 한다. 충분히 들이쉬고 나면 몸 안과 밖의 압력차 때문에 시간이 지나면서 자연스럽게 숨이 내쉬어지게 된다. 내쉴 때도 마찬가지이다. 중요한 것은 호흡의 시간이나 호흡의 속도와 강도가 아니다. 좌식 호흡은 하부 에너지센터에 모인 에너지를 중심으로 하는 호흡이라는 사실을 명심해야 한다.

에너지는 마음이 평온하고 몸의 상태가 좋으며 호흡이 자연스러울 때 체내에 유입이 잘 된다. 그래서 "호흡 시간이 길어야 좋다"거나, "호흡이 강해야 강한 기운이 형성된다"는 말은 매우 경계해야 한다. 호흡을 잘 못하게 되면 몸의 에너지균형이 깨지고 에너지가 위로 떠서 두통과 구토를 일으키는 증상이 생길 수도 있다. 내쉴 때 습관적으로 횡격막을 누르거나 하복부를 강하게 수축하는 습관, 들이쉴 때 아랫배에 힘을 주거나 상체를 과도하게 긴장하면서 호흡하는 습관이 있다면 수련 지도자의 세심한 코칭을 통해 피드백을 받아 교정해 나가야 한다. 이런 호흡 피드백과 교정을 통해 수련자는 자신만의 자연호흡을 체득해 나갈 수 있다.

선앤숨 2단계에서 좌식 호흡의 핵심을 모두 자신의 것으로 체득하기는 쉽지 않다. 단계가 올라가고 에너지그릇에 에너지가 많이 쌓이면 호흡 또한 미묘하게 바뀐다. 이는 수련 경지가 올라 호흡이 더욱 깊어지기 때문이다. 숨SUM은 "정기신이 통합된 자연호흡"이다. 그렇기 때문에 물리적인 몸정, 에너지기, 마음신 모든 측면이 호흡에 반영되며, 수련 단계가 올라가거나 정기신 상태가 변하면 호흡도 바뀐다. 이러한 변화에 상관없이 스스로 자연호흡을 할 수 있는 능력을 갖추는 과정에서 오묘한 숨의 이치를 조금씩 깨우치게 된다.

숨이란 참으로 현묘하다. 지금 자신의 단계에서 하고 있는 숨이 전부는 아니다. 꾸준한 노력을 통해 현묘한 숨의 이치를 터득하는 것은 수련자의 의무이자 특권이라고 할 수 있다.

좌식 자세가 갖추어지면 에너지명상 수련에 들어간다.

와식은 에너지센터가 형성되는 과정이기 때문에 에너지의 크기로 그 수련 정도를 알 수 있다. 즉, 와식 수련은 큰 에너지가 점점 작아져 적당한 크기로 안정되는 형태로 수련이 진행된다. 하지만 좌식은 형성된 에너지센터에 더욱 많은 에너지를 채우는 과정이기 때문에 에너지의 크기보다는 밀도와 세기가 관건이 된다. 그래서 좌식을 하다보면 에너지센터의 밀도가 점점 더 높아지고 에너지의 강도 또한 커져서 와식 때와는 또다른 강력한 에너지를 느낄 수 있다.

에너지를 계속 하부 에너지센터에 채우다 보면 그 밀도 때문에 왼쪽 또는 오른쪽 허리 부위에 에너지의 느낌이 전해진다. 이는 하부 에너지센터의 에너지가 허리 에너지라인을 자극해서 일어나는 현상이다. 하지만 허리 에너지라인 부위에 에너지 느낌이 전달된다고 해도 아직은 3단계 수련을 할 정도는 아니다. 에너지를 하부 에너지센터에만 계속 모으다보면 결국엔 그 에너지가 차고 넘쳐 자연스럽게 허리 에너지라인으로 흘러가게 된다.

좌식에서 에너지센터의 밀도가 커질 때의 느낌은 매우 다양하다. 하부 에너지센터가 뜨겁게 달아오르거나 또는 이를 넘어 온몸에 열기가 형성되기도 하고, 때론 시원한 느낌이 들거나 통증이 생길 수도 있다. 에너지 느낌과 더불어 명현 현상도 동반되는데, 평소와는 다르게 땀이 이상할 정도로 많이 날 수도 있으며 몸의 특정 부위가 가렵거나 또는 예전에 다쳤던 부위에 통증이 다시 생길 수도 있다. 어떤 때는 일시적으로 두통이 생기기도 한다. 수련만 하면 심한 잡념이 일어나기도 하고, 자꾸 졸음이 오기도 하며, 예전에 기억했던 것을 자주 까먹는 경우도 있다. 하지만 이러한 증상은 오래가지 않고 수련이 진행되면서 자연스럽게 해소된다.

보통 수련 초보자가 다양한 에너지를 경험하면서 그 실체를 희미하게나마 인식하게 되면 놀랍고 신기하기 때문에 수련에 재미가 붙는다. 하지만 드러나는 현상 자체에 마음을 빼앗겨 집착하면 안 된다. 자신의 감정이나 컨디션, 주변 공간의 에너지 상태, 수련 과정에 따라 그 느낌이 달라지곤 한다. 그러므로 지나치게 에너지 느낌에 집착하여 스트레스를 받는 태도는 앞으로의 수련에 도움이 안된다. 수련과 에너지 느낌은 별개로 진행되기도 하는데, 특히 에너지는 바이탈 에너지보다 밀도가 높기 때문에 의식이 깊게 몰입되지 않으면 명확하게 인지하기 어려운 경우가 많다. 화려한 느낌에 마음을 뺏기지 말고 조금 더 차분하고 고요하게 수련에 임하는 것이 좋다.

에너지가 잘 안 느껴질 때는 이때의 어려움을 발전의 기회로 삼아 감각을 키우는 훈련을 하거나, 수련 원리를 탐구하다 보면 더욱 세련된 에너지 느낌을 찾을 수 있다. 수련의 원리에 대한 관심이 커지면 의식 집중도가 커지고, 의식 집중도가 커지면 당연히 에너지센터에 대한 몰입력도 높아진다. 이완, 집중, 호흡을 통한 몰입, 그리고 마음에 대해 스스로 관심을 가지고 탐구해보자.

SOM #3

•

각__覺

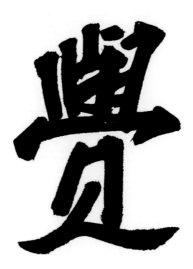

Awakening

**3-1.** 남여 상관없이 모두 왼발이 앞에 온다.

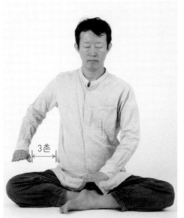 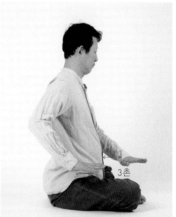

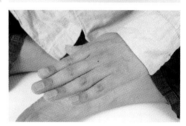

**3-2.** 남녀 상관없이 왼발을 뻗는다.

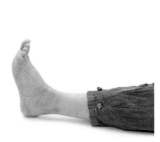 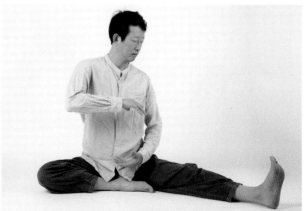

**3-3.** 앞에 세운 발 기준으로 남좌여우

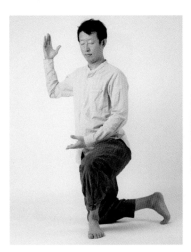 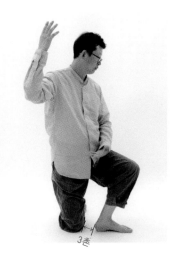

3촌

**3-4.** 뻗는 발 기준으로 남좌여우. 상체를 앞으로 **15**도 정도 기울인다.

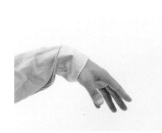 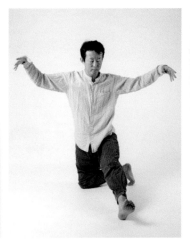 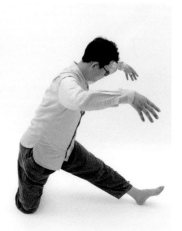

**3-5.**

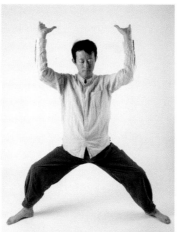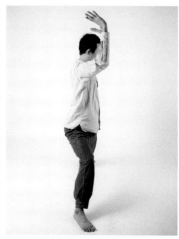

**3-6.** 남녀 상관없이 왼손을 내민다.

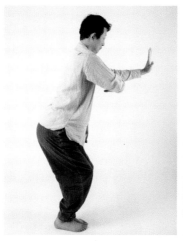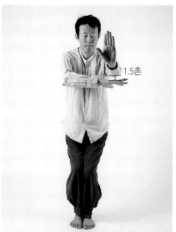

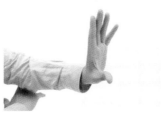

**3-7.**

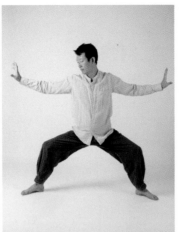 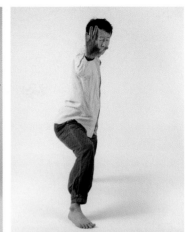

**3-8.** 하부 에너지센터 부위가 살짝 앞으로 나오게 한다.

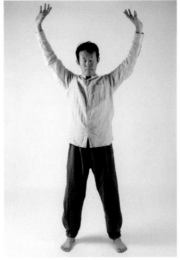 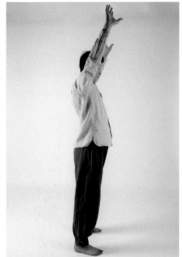

**3-9, 10.**   앞에 놓인 발 기준으로 남좌여우

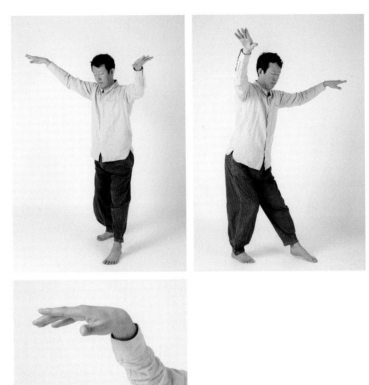

**3-11.**   **3-1**번 동작과 반대로.

## Level 3. 허리 에너지라인

Energy Line around Waist

선앤숨 3단계부터는 에너지를 에너지라인을 통해 유통시키는 "에너지돌리기"수련이 본격적으로 시작된다. 지금까지 누워서 하는 1단계 수련을 통해 에너지그릇을 만들었고, 앉아서 하는 2단계 수련을 통해 이미 만들어진 에너지그릇에 에너지를 채우는 방법에 대해 알아보았다. 호흡을 통해 형성된 에너지를 하부 에너지센터에 채우는 것이 "에너지모으기"라면, 이렇게 모인 에너지가 차고 넘쳤을 때 마인드디렉팅을 통해 유통시키는 것을 "에너지돌리기"라 한다. 옛 선도 수련 서적에서는 에너지모으기를 축기蓄氣, 에너지돌리기를 운기運氣라는 용어로 표현한다.

에너지돌리기란 에너지센터에 차고 넘치는 에너지를 에너지라인으로 흘려 보내 막힌 곳을 뚫고 밝게 닦아주는 과정이다. 에너지돌리기 수련이 제대로 진행되려면 에너지모으기 수련이 충만하게 갖추어져 있어야 한다. 이는 초석을 쌓지 않고 집을 지을 수 없는 것과 같은 이치이다.

# 에너지돌리기

1, 2단계 수련을 통해 에너지그릇을 만들고 이 그릇에 에너지를 충만하게 채웠다면 에너지돌리기 수련이 자연스럽게 진행된다. 선 수련은 자연의 이치와 같아서 차면 넘치고, 넘치면 흘러가는 원리가 그대로 적용된다. 에너지그릇에 기운이 가득 차면 그 기운은 넘쳐흐르게 되는데 에너지돌리기란 이렇게 넘쳐흐르는 에너지를 마인드디렉팅을 통해 특정한 에너지라인으로 보내주는 과정이다. 그렇다면 왜 에너지돌리기를 해주어야 할까? 그냥 에너지모으기만 계속하면 되지, 에너지돌리기까지 해줘야 하는 이유는 뭘까?

에너지돌리기 수련은 실상 에너지모으기 수련의 연장선이다. 에너지돌리기를 해주면 에너지가 더욱 충만해져 밝아진다. 에너지센터에 에너지를 모으기만 해서는 에너지가 더욱 밝아지지 않는다. 그래서 에너지돌리기 수련이 필요한 것이다. 인체에 있는 모든 에너지라인을 에너지로 돌리는 과정도 결국엔 에너지라인에 에너지를 채우는 과정이라 할 수 있다. 따라서 궁극적으로는 에너지모으기와 에너지돌리기가 서로 다르지 않다.

에너지돌리기에도 순서가 있다. 시작은 허리 에너지라인이고, 그 다음엔 척추 에너지라인, 코어 에너지라인, 경락 에너지라인 등의 순서로 진행된다. 허리 에너지라인을 먼저 돌리지 않고 척추 에너지라인을 돌리는 것은 자연스러운 에너지돌리기 수련 순서에 어긋난다. 에너지센터 채우기 수련이 완료되면 에너지그릇에 모인 에너지는 자연스럽게 허리 에너지라인을 타고 흘러가게 된다. 이때 마인드디렉팅을 확실히 해주어야 허리 에너지라인이 힘을 받아 제대로 유통된다.

에너지는 허리 에너지라인으로 흘러가는데 억지로 척추 에너지라인으로 돌리려고 하면 이는 순리에 맞지 않다. 허리 에너지라인을 먼저 돌리고 난 후 척추 에너지라인 수련이 진행되는 것이 자연스러운 과정이다. 선앤숨 수련은 한 과정 한 과정이 밀접하게 연관되어 있다. 앞의 과정이 완성되지 못하면 다음 과정은 열리지 않는다.

## 허리 에너지라인

옛 선도서를 보면 대맥이라는 용어가 나온다. 이는 띠 대帶 자, 줄기 맥脈 자를 합성한 단어이다. 인체엔 대맥이라는 경맥이 3개가 있는데, 석문혈을 중심으로 하는 하주 대맥허리 에너지라인, 옥당혈을 중심으로 하는 중주 대맥가슴 에너지라인, 그리고 인당을 중심으로 하는 상주 대맥머리 에너지라인이 그것이다. 각각의 대맥은 하단전, 중단전, 상단전에 있는 라이트볼과 밀접한 관련이 있다. 마치 토성에 띠가 형성되듯, 허리, 가슴, 머리 주위에 에너지 띠처럼 형성되는 경맥이 대맥이다.

중주와 상주 대맥은 사실 하주 대맥을 이루면 자연스럽게 같이 형성된다. 따라서 선앤숨 수련에서는 별도로 중주와 상주 대맥을 돌리지는 않는다. 일반적으로 대맥 하면, 상주, 중주, 하주 대맥을 모두 가리킨다. 이 책에서 가리키는 허리 에너지라인은 하주 대맥 만을 지칭한다.

> 대맥 = 상주, 중주, 하주 대맥
> 하주 대맥 = 허리 에너지라인

허리 에너지라인이 유통되면 인체의 상하 에너지균형이 맞춰진다. 그 결과 1, 2단계 때와는 또다른 신체 변화가 일어난다. 인간의 몸에는 늘 생명에너지가 흐르고 있다. 하지만 살아가면서 몸에 가해지는 스트레스와 트라우마에 의해 생명에너지의 흐름이 막히게 되고, 이로 인해 다양한 형태의 질환이 발생하게 된다. 에너지진기는 바이탈 에너지보다 훨씬 밀도감이 있다. 따라서 이 에너지로 허리 에너지라인이 유통되면 쉽게 상기가 되지 않을 뿐만 아니라 두한족열頭寒足熱, 머리는 시원하고, 다리는 따뜻함, 수승화강水昇火降, 시원한 에너지는 올라가고, 뜨거운 에너지는 내려옴과 같은 현상이 일어나 이전과는 다른 건강한 삶을 살아갈 수 있다. 특히 허리 에너지라인이 유통되고 척추 에너지라인이 유통되면, 인체의 상하, 좌우 에너지균형이 확보되어 건강이 비약적으로 좋아진다. 수련의 깊은 세계, 근원의 마음 탐구 등에 대해 관심이 없는 사람이라도, 척추 에너지라인까지 수련만으로도 새로운 차원의 건강을 얻을 수 있다.

## 선앤숨 3단계 호흡명상

허리 에너지라인은 석문 에너지센터를 중심으로 왼쪽에서 오른쪽으로 돌아간다. 허리 에너지라인 수련을 할 때 의식은 흘러가는 에너지를 따라가지 않는다. 즉, 에너지센터 채우기 수련때와 마찬가지로, 의식은 하부 에너지센터에만 두어야 한다. 수련 시작할 때 한 번만 전체허리 에너지라인을 가볍게 의식하고는 마인드디렉팅(부록 2 참조)을 한 후 오직 에너지모으기에만 전념하면 된다. 그러면 계속 모인 에너지가 마인드디렉팅 힘에 이끌려 왼쪽으로 흘러가게 된다. 허리 에너지라인 수련을 할 때 앉는 자세와 손 모양은 2단계 수련 때와 같다.

3단계 수련자는 흘러가는 에너지에 의식이 따라가거나, 빼앗기지 않아야 한다. 흘러가는 에너지에 의식을 두어 따라가거나 처음부터 의식으로 끌고 가는 이들도 많다. 하지만 선앤숨 수련에서는 일정 경지에 이르기 전까지 의식은 오직 하부 에너지센터에만 두고 차분하게 기다린다. 허리 에너지라인과 척추 에너지라인 수련자의 에너지는 아직 완성도가 높지 않다. 에너지에도 그 정도가 있는데 음양 이론으로 설명을 하자면, 허리 에너지라인과 척추 에너지라인 단계에서의 에너지는 양적인 성향이 강한 에너지이다. 따라서 흘러가는 에너지에 의식을 두게 되면 이 에너지가 바이탈 에너지로 변하게 된다.

선앤숨 3단계 수련으로 상하 에너지균형을 맞추고, 4단계 수련에서 좌우 에너지균형을 맞춘다음, 5단계 수련을 통해 에너지안정화를 이루면 흘러가는 에너지를 의식으로 따라갈 수 있게 된다. 이쯤 되어야 에너지가 바이탈 에너지로 변하지 않는 안정성을 확보하게 된다.七 따라서 본격적인 의식 수련은 5단계 수련을 마치고 나서 6단계부터 시작된다.

허리 에너지라인을 돌리는 마인드디렉팅을 하고 수련을 하면 하부 에너지센터에 있던 에너지가 서서히 허리 에너지라인을 따라 흘러가게 된다. 이렇게 흘러가다가 자주 정체되거나 쉽게 뚫리지 않는 혈자리를 만나게 된다. 좌대거, 좌대맥, 명문, 우대맥, 우대거 등과 같은 혈자리가 이에 해당된다.

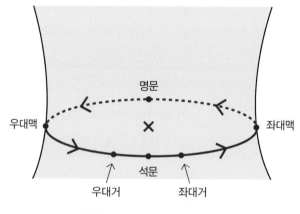

그림 3-18.　허리 에너지라인

허리 에너지라인 중간의 혈자리에 에너지가 멈춰서 잘 흘러가지 않아도 의식은 오로지 하부

---

七　나중에 하게 될 에너지안정화 수련은 매우 중요하다. 양적 성향이 강한 에너지를 음양이 조화되어 완성도 높은 에너지, 즉 안정화된 에너지로 변화시키는 과정이기 때문이다. 이 과정을 양적인 성향을 조화시킨다는 의미에서 온양(溫養)으로도 부른다. 온양(溫養 또는 溫陽)은 일반 한의학에서 "성질이 더운 약으로 양기를 통하게 하는 치료법", 또는 "따뜻하게 보한다(溫補)"는 의미로 쓰이지만, 선앤숨에서는 에너지안정화 의미로 사용한다.

에너지센터에만 두고 수련을 해야 한다. 흘러가는 에너지가 막힌 혈자리혈를 모두 채우고 정리하면 자연스럽게 다른 혈자리로 흘러가기 때문이다.

에너지돌리기 수련을 할 때, 이렇게 중간에 걸리는 혈의 모습은, 통은 비어있지만 중간 중간에 막이 있는 대나무와 비슷하다. 막혀 있는 혈을 쉽게 뚫고 지나가기도 하지만 하나의 혈을 뚫는데 시간이 오래 걸리고 자극 반응이 심하게 오기도 한다. 혈이 뚫리지 않으니 에너지의 압력이 역으로 하부 에너지센터에 전달되어 호흡 압력이 높아지는 경우도 있으며, 때로는 진동이, 때로는 통증이 발생하기도 한다. 이렇게 에너지돌리기 수련 중간에 반응이 이상하고 심하게 오는 수련자는 두려워하지 말고 선배 수련자나 지도자의 조언을 듣는 것이 좋다. 중간에 오는 에너지 명현은 대부분 자기 몸에서 좋지 않은 부위가 드러나기 때문에 생긴다. 이때 수련자는 "위기는 곧 기회"라는 마음으로 자신의 건강을 되돌아보며 명현을 슬기롭게 이겨내면 건강이 한 차원 더 진보하게 된다.

에너지가 에너지라인을 흘러가면서 다양한 형태의 에너지 느낌기감이 발생하는데 이는 수련자마다 천차만별이다. 아주 가느다란 물과 같은 느낌, 두꺼운 솜이 허리에 걸쳐 있는 느낌, 뜨거운 열감, 꽉 조이면서 찌르는 듯한 통증감, 시원하거나 서늘한 느낌이 그것이다. 이러한 느낌이 매번 똑같이 전해지지도 않으며, 오랜 시간을 두고 지속되지도 않는다. 그래서 수련자는 에너지 느낌을 억지로 찾으려 하기 보다는 수련 중에 느껴지는 것을 인정하고 편안하게 받아들이는 것이 더 낫다. 그러지 않고, 왜 얼마 전에는 이런 기분 좋은 느낌이 있었는데 지금은 없는지, 또는 다른 수련자는 이런저런 에너지를 느끼는데 왜 나는 그러한 느낌이 없는지 비교하거나 고민하면서 거기에 집착하다 보면 수련에 집중하기 어려워질 수도 있다.

## 2분 안에 에너지돌리기

하부 에너지센터에서 출발한 에너지가 허리 에너지라인의 모든 혈을 뚫고 다시 시작점에 도달하면, "허리 에너지라인이 유통되었다"고 한다. 허리 에너지라인이 유통되면 해당 에너지라인이 전체적으로 힘을 받게 되어 수련이 더욱 재밌어지고 에너지의 힘이 커진다. 이렇게 허리 에너지라인을 모두 유통시킨 것만으로도 괄목할만한 성과이지만 이 에너지라인을 더욱 더 밝고 안정되게 만들어야 한다. 이미 유통시킨 허리 에너지라인을 2분 안에 돌리는 수련이 그것이다. 보통 하부 에너지라인이 이제 막 완성된 수련자가 한 번 에너지돌리기를 하는데 걸리는 시간은 20~30분 정도인데, 수련을 계속 반복하다 보면 돌리는 시간이 빨라져 2분 이내로 돌릴 수 있게 된다.

터널을 뚫는 공사를 생각해 보자. 굴착기로 터널을 뚫었다고 해서 시속 100킬로미터로 달리는 스포츠카가 다닐 수 있는 것은 아니다. 뚫기는 했지만 이제 겨우 사람이나 굴착기가 천천히 통과할 수 있는 수준이다. 하지만 터널을 여러 번 뚫고 다듬어서 견고하게 만들면 결국 스포츠카도 빠르게 지나갈 수 있는 넓고 안정적인 터널이 된다. 허리 에너지라인 2분 돌리기 수련도 이러한 이치와 비슷하다. 일단 한 번 뚫은 후에 계속 에너지돌리기 수련을 해주면 에너지라인의 빛이 점점 밝아진다. 에너지라인은 닦인 정도에 따라 그 빛이 달라지고 나중엔 오묘한 빛을 발하게 된다.

에너지돌리기는 빠르게 할수록 좋다. 빠른 속도로 에너지를 돌릴 수 있는 것 자체가 하나의 능력이다. 따라서 수련자는 부단한 노력을 통해 허리 에너지라인 마스터가 되어보자. 보통 허리 에너지라인이 돌아가는 속도가 2분에 가까워질수록 오히려 에너지가 잘 안 느껴지게 되는데, 마치 허리 전체에 아지랑이 같은 것이 걸쳐있는 느낌이 들거나 바람이 지나가는 느낌만 감지되기도 한다. 이는 잘 닦이게된 결과이다. 따라서 2분 안에 에너지돌리기가 가능해진 후에는, 이전에 좋았던 에너지 느낌이 없어진 것이 아닌가 고민하며 불안해 할 필요는 없다. 나중에 단계가 오르면 그 느낌을 또 다른 형태로 찾을 수 있다.

에너지돌리기 수련 과정에서 다양한 에너지를 느끼고 가는 것이 수련에 도움이 된다. 사실 이러한 에너지 느낌 자체가 수련의 목적이라 하기는 어렵지만, 에너지를 느끼게 되면 수련에 대한 확신과 믿음이 커진다. 그래서 수련을 훨씬 더 재미있고 다양하게 할 수 있다. 느낌이 별로 없다고 위축되기 보다는 이를 일깨우는 노력이 필요하다.

에너지 느낌은 사실 없을 수가 없다. 수련을 하다 보면 어느 형태로든 에너지의 느낌이 생기는데 스스로가 이를 받아들이지 않는 사람도 많다. 특히 현대인들은 눈으로 받아들인 외적 정보에 길들여져 있으며, 수련을 시작한지 얼마 안 된 대부분의 사람들은 에너지를 경험해보지 못한 채 살아왔기 때문에, 오히려 에너지를 바로 느끼는 것이 이상한 상황일 수도 있다. 그러니 에너지가 잘 안 느껴지는 수련자는 마음을 차분히 하고 하나하나 그 느낌을 찾아간다는 마음으로 시도해 보자. 정기신이 안정되면 될수록, 그리고 호흡의 이치를 깨달으면 깨달을수록 에너지 또한 명료해진다.

## 허리 에너지라인과 수심

허리 에너지라인은 인체의 상하 에너지균형을 맞추어 음양을 조화시키는 수련이다. 물론 선앤숨 수련의 매 단계엔 이 "조화"의 의미가 숨어 있다. 몸과 마음이 둘이 아니기 때문에 몸의 에너지균형이 맞춰지는 과정에서 당연히 마음의 조화도 이루어진다. 그 결과 수련을 하면 할수록 마음이 괴롭거나 생각이 많이 일어나며, 이런 현상이 참기 힘들 정도로 심해지기도 한다. 수련자에 따라 이렇게 마음이 닦이는 상황, 즉 수심修心 상황은 천차만별의 양상을 지닌다.

수련을 하는 과정에서 수심 상황이 발생하여 마음이 괴롭고 번민이 생긴다면, 오히려 수련이 아주 잘 진행되고 있다는 증거로 받아들이고, 이럴 때일수록 수련에 박차를 가한다면 자신의 마음을 더 잘 닦을 수 있다. 그 결과 또다른 차원의 수련 경지에 이를 수도 있다. 수심은 수련 중에 된다. 그러니 수련자는 수련을 하면서 자신의 마음과 감정을 관조하는 여유를 가져야 한다. 그래야 매 순간 일어나는 자신의 마음 변화를 감지하고 그에 따른 대비를 할 수 있다.

허리 에너지라인 2분 돌리기 수련을 할 때, 수련을 하면 할수록 마음이 괴로운데 하지 않으면 아무렇지 않게 되는 신기한 경험을 한 수련자도 있다. 왜 그럴까 고민을 하면서도 허리 에너지라인이 돌아가는 느낌이 신기하고 몸의 반응도 다양하게 일어나 열심히 수련을 하였는데, 열심히 하면 마음이 더 괴로워졌다. 이렇게 허리 에너지라인을 2분 안에 돌리는 수련을 3개월 동안 한 후 척추 에너지라인 수련으로 넘어 가자 그렇게 괴로웠던 마음이 마치 부처님과 예수님 마음이 된 것처럼 밝고 고요해졌다. 또 지나가는 사람이 사랑스럽고 혼자 있어도 고요하고 충만한 느낌이 들었다고 한다.

에너지가 에너지라인을 타고 돌아가는 과정에서 자신의 마음이 닦인다. 보이지도 않고 알지도 못하는 마음이 에너지라인이 뚫리면서 닦이는 개인적인 경험을 하게 되면 쉽사리 믿기지 않는다. 하지만 마음은 빛이기에 밝은 에너지로 에너지라인을 닦아주면 마음빛도 닦여서 밝아지게 된다. 허리 에너지라인 수련뿐만 아니라 선앤숨 수련의 모든 단계에서 이러한 원리가 적용된다.

## 이완, 집중, 호흡을 통한 몰입

선앤숨 에너지명상은 준비 운동, 동작시퀀스를 통해 몸을 충분히 이완시킨 후 의식을 하부 에너지센터에 차분히 두고 숨 고르기, 즉 조식調息을 하면서 시작된다. 의식을 하부 에너지센터에 둘 때는 주로 시선과 에너지센터의 느낌을 이용한다.

1단계 수련을 통해 하부 에너지센터를 만들고, 2단계 수련을 통해 그 에너지센터에 에너지를 충만하게 모은 수련자는 에너지 느낌이 살아나기 때문에 에너지센터의 위치, 크기, 밀도를 느낄 수 있다. 물론 이러한 에너지센터 느낌은 사람에 따라, 상황에 따라 상대적이다. 하지만 노력에 의해 대부분 어느 정도 일정하게 에너지센터의 느낌을 찾을 수 있다. 느껴지는 에너지센터에 시선을 둔 상태에서 호흡을 부드럽고 자연스럽게 조절하면 에너지가 만들어진다. 이렇게 에너지가 만들어지면 그 느낌이 더욱 강해지기 때문에 이완과 집중이 더욱 잘 된다. 또 호흡이 깊어지면서 자신의 의식이 특정 공간으로 빨려 들어가는 것처럼 느껴지거나, 때로는 어느 공간에 머물러 있거나 구름 안에 떠 있는 느낌을 받기도 한다. 이는 일종의 몰입 현상이다. 불가佛家에서 말하는 입정 상태도 같은 맥락이라 할 수 있다. 이런 현상은 자신의 의식이 육신 차원에서 또 다른 차원으로 이동하기 때문에 일어나며, 몰입 정도에 따라 그 깊이는 달라진다.

기본 과정을 착실히 다져온 수련자라면 몰입 상태를 스스로 만들 수 있다. 하지만 앞 단계에서 몰입 원리를 제대로 깨우치지 못했다면 지도자와 피드백을 통해 확실히 체득하고 다음 단계로 나아가는 것이 좋다. 이완, 집중, 그리고 호흡 조절을 통해 몰입 상태를 언제든지 만들 수 있는 방법을 체득해야 수련이 깊어진다.

## 에너지댄스

에너지 흐름에 맞춰 추는 춤을 에너지댄스Energy Dance라 한다. 이 에너지댄스는 깊은 몰입 상태에서 에너지에 이끌려 현묘하게 이루어지는 춤이다. 그래서 현무라고도 한다. 의식으로 동작을 만들어 추는 춤이 아닌, 무의식 가운데 에너지센터의 작용에 의해 저절로 일어나는 춤이 에너지댄스이다. 에너지댄스는 빨리 시작할 수도 있지만 보통 허리 에너지라인을 돌리는 시점부터 연습하면 다음 수련을 하는 데 도움이 된다.

먼저 잔잔한 음악을 틀고 나서 편안한 자세로 앉는다. 양손 손바닥을 마주보게 한 후 자신의 가슴 앞에 둔다. 그리고 이완, 집중, 호흡 조절을 통하여 몰입해 들어간다. 몰입이 이루어진 상태에서 음악이 들려오면, "음악의 에너지를 끌어 에너지댄스를 춘다"고 마인드디렉팅을 한다. 물론 이때도 의식은 오로지 하부 에너지센터에 두어야 한다. 그리고 계속해서 몰입이 깨지지 않게 호흡을 부드럽게 조절한다. 그러면 체내의 에너지와 마인드디렉팅을 통해 형성된 에너지가 어우러지며 몸이 움직이게 된다.

에너지댄스는 자신의 의지와 관계없이 몸이 움직이면서 이루어지는 춤이다. 하지만 대부분 처음에는 움직임이 잘 일어나지 않는데 여러 번 반복해서 노력을 기울이면 아주 조금씩 몸이 스스로 움직인다. 이렇게 몸이 저절로 움직이는 현상을 처음 경험하게 되면, 수련자 대부분은 하부 에너지센터에 있던 의식이 몸으로 이동하게 되어 몰입 상태가 깨진다. 그래서 방금 전에 일어났던 조그만 움직임도 멈추게 된다. 이는 에너지센터와 의식과의 연결성이 깨졌기 때문이다. 에너지댄스를 구동시키는 것은 하부 에너지센터이다. 그런데 의식과 에너지센터와의 연결이 깨지면 당연히 에너지댄스를 구동시키는 에너지의 공급이 끊긴다. 그때는 당황하지 말고 다시 의식을 하부 에너지센터에 두고 차분하게 기다리면서 몰입하면 마인드디렉팅의 힘에 이끌려 몸이 다시 움직이게 된다. 움직임은 보통 몸통, 팔, 손가락 순으로 일어나게 되는데 이는 수련자에 따라 다르다.

앉아서 하는 에너지댄스가 잘 되면 이제는 일어나서 마인드디렉팅을 하고 에너지 흐름에 몸을 맡기면 된다. 음악도 처음엔 부드럽고 잔잔한 곡에서부터 시작해 조금 더 다양한 형태로 바꿔나갈 수 있다.

에너지댄스는 일반적인 춤이 아니다. 수련이다. 그러므로 수련의 핵심을 알고 인내하고 기다리면서 연습하면 누구나 할 수 있다. 앉은 자세에서 뿐만 아니라 일어선 자세에서도 에너지댄스가 어렵지 않게 이루어질 정도가 되려면 부단한 노력이 필요하다. 에너지댄스의 숙련도가 깊어지면 많은 공부가 열리며 수련에 대한 이해가 깊어진다. 또한 에너지댄스를 통해 다양한 형태의 수련도 할 수도 있다. 그래서 에너지댄스를 출 수 있는 수련자와 그렇지 못한 수련자는 공부의 차원이 달라진다. 선앤숨 수련을 하는 이라면 누구나 열심히 노력하여 에너지댄스를 출 수 있도록 트레이닝 하면 수련에 탄력이 붙는다.

## 에너지마샬아트

에너지댄스를 출 수 있는 수련자는 조금만 노력을 기울이면 누구나 에너지마샬아트<sup>Energy Martial Art</sup>를 할 수 있다. 에너지댄스가 음악의 기운을 부드럽게 타는 현묘한 춤이라면, 에너지마샬아트는 음악의 에너지를 강하게 타는 현묘한 무술<sup>현공</sup>이다.

빠르고 강렬한 음악을 틀고 나서, "음악의 에너지를 강하게 끌어서 에너지마샬아트를 한다."는 마인드디렉팅을 한 후 기다리면 된다. 요령은 에너지댄스와 같다. 그러면 마인드디렉팅 힘에 이끌려 강렬한 무예 동작이 나오게 된다. 에너지마샬아트를 할 때는 강하게 에너지 흐름을 타기 때문에 자신의 한계를 넘어서는 동작이 나올 수도 있다. 이때는 주의해야 한다. 몸의 근육이 충분히 늘어나 있지 않거나 관절이 닫혀 있는 상태에서 강하게 에너지를 타며 무예 동작을 하게 되면 부상을 입을 수도 있기 때문이다. 그래서 에너지마샬아트 수련은 에너지댄스 수련이 충분히 완숙하게 이루어지고 난 후 수련 지도자의 지도를 받아 시작하는 것이 좋다.

●

명__明

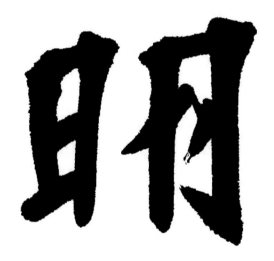

Brightness

# 명(明) 시퀀스 °

**4-1.**

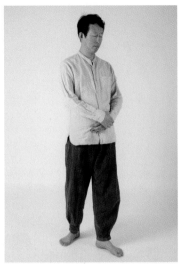 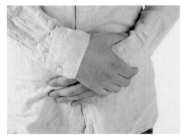

**4-2.**

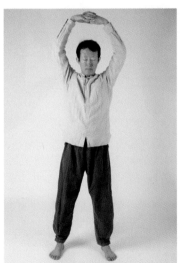 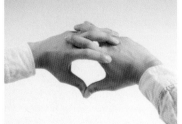

**4-3.** 손으로 무릎을 누르지 않고 허리 힘만으로 버틴다.

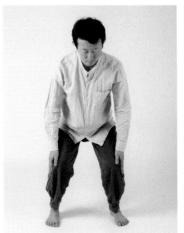 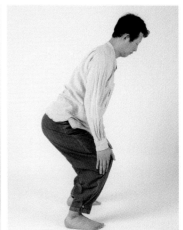

**4-4.** 머리에서 꼬리뼈까지 최대한 일직선이 되게 한다. 손으로 몸을 지탱하지 않고 허리 힘으로 자세를 유지한다.

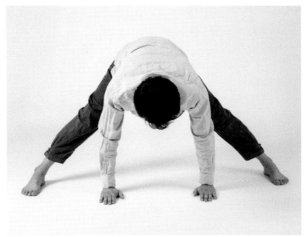 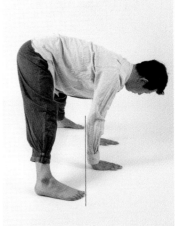

**4-5.**

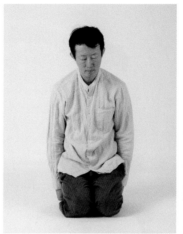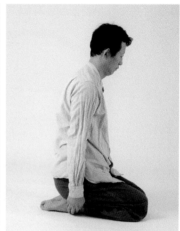

**4-6.**

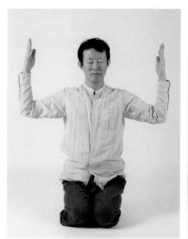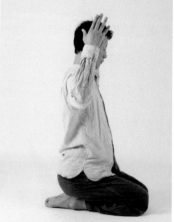

**4-7.** 하부 에너지센터를 최대한 앞으로 내민다.

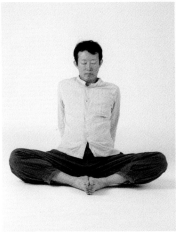 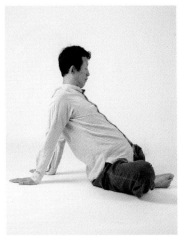

**4-8.** 하부 에너지센터를 최대한 앞으로 내민다.

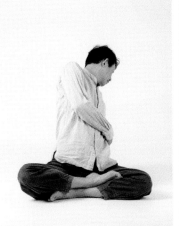 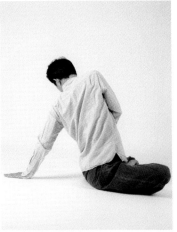

**4-9.** 손으로 발을 잡지 않고 허리 힘으로 자세를 유지한다.

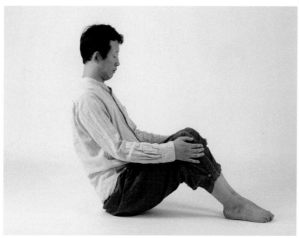 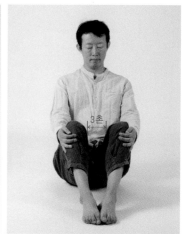

**4-10.** 허리가 바닥에서 들릴 정도로 손과 발을 최대한 뻗는다.

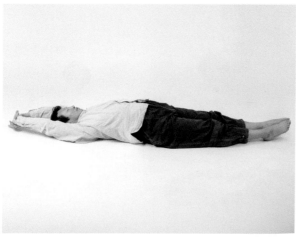 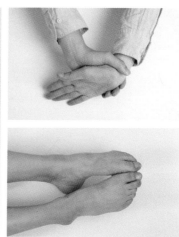

**4-11.**

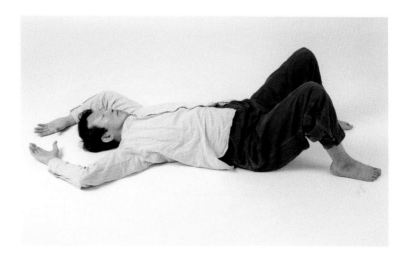

# Level 4. 척추 에너지라인

Energy Line around Spine

선앤숨 4단계 수련에서는 척추를 기준으로 몸의 뒤쪽 중심을 흐르는 독맥督脈과 앞쪽 중심을 흐르는 임맥任脈을 유통시키기 때문에 척추 에너지라인 수련으로 부른다. 임맥과 독맥의 정확한 그림은 부록 5를 참조한다.

옛 선도 서적엔 둘레 주周 자와 하늘 천天 자가 합성된 주천周天이라는 단어가 붙은 수련이 몇 가지 존재한다. 그 중에서 소주천, 대주천, 전신주천은 매우 비중있게 다루어진다. 서적의 종류에 따라 각각의 주천에 대한 정의도 다르고 주천하는 통로도 다르다. 하지만 선앤숨 수련에서는 임맥과 독맥을 이어서 유통시키는 수련을 소주천小周天으로, 몸통을 지나 팔과 다리의 중심, 그리고 머리를 에너지로 유통시켜 신체 밖으로 뽑아내는 수련을 대주천, 그리고 12정경과 기경8맥을 모두 유통하는 수련을 전신주천으로 정의한다.

  허리 에너지라인 수련을 마치면 척추 에너지라인 수련에 들어가서 독맥과 임맥을 유통시킨다. 허리 에너지라인 수련이 허리를 중심으로 인체의 상하 음양을 조화시키는 수련이라면 척추 에너지라인 수련은 인체의 좌우 음양을 조화시키는 수련이다.

인체의 좌우 음양이 조화되는 효과도 있지만 척추 에너지라인의 유통에는 이보다 더 중요한 의미가 담겨 있다. 3개의 에너지센터는 각각 별개로 나누어져 있어 하나로 힘을 받기 어렵다. 하지만 척추 에너지라인이 유통되면 독립된 에너지센터가 이어져 수련이 비약적으로 발전한다. 3개의 에너지센터가 연결되어 온전히 힘을 받으면 이들의 뿌리인 하부 에너지센터의 힘은 한층 더 커진다. 하부 에너지센터의 힘이 커지면 커질수록 수련자의 의식은 더욱 깊어지며 이에 따라 이완, 집중, 호흡을 통한 몰입도 새로운 차원으로 진화하게 된다. 결국 허리 에너지라인 수련 때와는 차원이 다른 에너지의 힘을 얻게 된다. 이러한 이유 때문에 척추 에너지라인 과정에서 에너지돌리기를 하게 되면 온몸에 분포되어있는 다른 경락들이 모두 자극을 받아 활성화됨으로써 건강을 목적으로 수련하는 수련자에게 큰 도움을 준다.

## 선앤숨 4단계 에너지명상

선앤숨 4단계 수련에서의 자세와 손 모양은 2단계 때와 동일하다. 우선 바른 좌식 자세를 잡은 후 마음을 가라앉히고 마인드디렉팅(부록 2 참조)을 한다.

척추 에너지라인 수련을 할 때는 다른 수련에서와 마찬가지로 몸 여기저기서 느껴지는 에너지에 의식을 빼앗겨서는 안 된다. 하부 에너지센터의 느낌을 찾아 오직 거기에만 시선과 의식을 두어야 한다. 보통 척추 에너지라인 수련을 하게 되면 에너지 느낌이 풍부해진다. 그래서 허리 에너지라인 수련 때까지 에너지 느낌이 약했던 수련자도 이 수련에 이르면 갑자기 느낌이 살아나곤 한다.

다양한 에너지 느낌, 예를 들어 저릿저릿 하거나 전기가 지나가듯 짜릿한 느낌, 안개가 낀 것처럼 몽글몽글하거나 뜨겁게 파고드는 느낌 등이 생기는데, 이는 척추 에너지라인 수련 자체가 가지고 있는 힘 때문이다. 이런 이유로 척추 에너지라인 수련 중에 자기도 모르게 몸에서 전해지는 다채로운 에너지 느낌에 의식을 빼앗기는 경우가 많다. 하부 에너지센터가 아닌 다른 부위에서 강한 에너지 느낌이 전해져 의식을 일시적으로 빼앗기게 되면, 당황하거나 그 느낌에 빠져들지 말고 다시 마음을 다잡아 호흡을 고르며 하부 에너지센터에 집중한 후 수련에 몰입하면 된다.

선앤숨 4단계 수련은 척추를 중심으로 몸의 뒤쪽으로 올라가는 독맥과 앞쪽을 내려가는 임맥을 뚫는 수련이다. 주천 경로를 자세히 보면 인체의 중추신경계를 모두 감싸고 지나간다는 사실을 알 수 있다. 신경계는 크게 중추신경계와 말초신경계로 나뉘며, 중추신경계는 다시 뇌와 척수로 나뉜다. 말초신경계는 나오는 부위에 따라 12쌍의 뇌신경과 31쌍의 말초신경으로 나뉘고, 기능에 따라 체성신경과 자율신경으로 나뉜다. 뇌는 두개골이 보호하고 있고, 척수는 척추가 보호하고 있다. 독맥은 장강혈에서 은교혈까지 연결되는데, 이는 중추신경계 전체를 감싸고 돌아가는 형국이다. 임맥은 승장혈에서 회음혈까지 연결되며 세 개의 에너지센터를 이어준다. 따라서 선앤숨 수련을 통해 척추 에너지라인을 유통시키면 신경계 차원의 건강뿐만 아니라 에너지 차원의 건강까지 함께 얻게 된다.

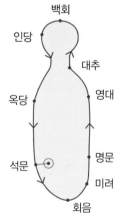

그림 3-20.  척추 에너지라인

척추 에너지라인을 돌리는 마인드디렉팅을 하면 에너지가 하부 에너지센터에서 나와서 치골 쪽으로 이동하기 시작하는데, 이 척추 에너지라인 경로에서 가장 먼저 걸리는 부위가 회음혈이다. 회음혈은 꼬리뼈와 치골을 연결하는 PC 근육 pubococcygeus muscle의 중심부에 해당된다. PC 근육이 가로지르는 부위를 따라 골반기저부 pelvic floor로도 부른다. 흉강과 복강을 가르는 호흡 횡격막도 중요한 인체의 가로막이지만, 이 골반기저부는 몸통의 최하단부를 가로지르는 가로막이다.

호흡 횡격막은 의식적으로 통제를 할 수 없지만, 골반기저부 횡격막은 통제가 가능하다. 쉽게 말해, 골반기저부 횡격막은 호흡 횡격막과는 달리 의도적으로 수축과 이완을 할 수 있다는 뜻이다. 나이가 들거나 몸에 긴장이 많은 사람은 골반기저부에 있는 PC근육을 쉽게 수축하지 못한다. 하지만 노력에 따라 골반기저부 횡격막은 수축력을 높일 수 있다. 이 회음혈 부위를 의식적으로 통제하여 수축과 이완을 잘 하게 되면 신경계 전체가 건강해진다. 앞에서 설명했듯 인체의 중추신경계 최하단부, 즉 뿌리 부위가 바로 이곳이기 때문이다. 하부 에너지센터에서 나온 에너지가 회음혈, 즉 골반기저부 횡격막을 지날 때 의식적 통제력을 발휘해 살짝 힘을 주어 수축한다. 그러면 에너지가 새어 나가지 않게 되어 척추 에너지라인 통로를 유통시키는 효율이 높아진다.

항문을 지나면 에너지는 꼬리뼈 부위에 있는 미려혈을 지나 독맥을 타고 올라가기 시작하는데, 이때에는 바이탈 에너지생기 느낌이 강하게 형성되며 에너지진기 느낌을 찾기가 쉽지 않다. 또는 실제 에너지는 아직 미려혈을 지나고 있는데 목이나 머리에서 강하게 에너지 느낌이 생기곤 한다. 이를 통해 바이탈 에너지와 에너지 사이의 차이를 스스로 알 수 있기 때문에 크게 보면 이 또한 중요한 수련 과정이라고 할 수 있다. 여기서 계속 인내심을 갖고 수련을 하면 에너지는 독맥을 타고 머리로 올라간다.

척추 에너지라인 수련자 거의 대부분이 한 번쯤 정체되고, 또 그렇게 정체되면 쉽게 뚫고 지나가기가 어려운 부위가 바로 대추혈이다. 대추혈을 뚫을 때면 마치 철로 된 문이 꽉 닫혀 있어 열리지 않을 것만 같은 느낌이 들기도 한다. 그러니 대추혈을 뚫기 위해서는 노력을 많이 해야 된다. 에너지가 대추혈에 강하게 걸려서 잘 안 뚫릴 때면, 마치 누군가 해머로 머리를 때리거나, 머리를 잡고 위로 뽑아 올리는 것처럼 느껴지기도 한다.

대추혈에 막힌 에너지에 의해 반대로 하부 에너지센터에 에너지 압력이 가해지고, 이로 인해 호흡 압력도 높아져 상기가 된 것처럼 느껴질 때도 있다. 또 대추혈이 너무 막혀서 에너지가 백회혈 방향으로 지나지 않고 양팔로 퍼져 팔이 아플 수도 있다. 이때 수련자는 두려워하지 말고 마음을 차분히 가라앉혀야 한다. 그리고 선배의 조언도 들어보고 녹차를 한 잔 하면서 조금 더 마음의 여유를 가지고 차분하게 수련을 해보자. 그렇게 인내를 가지고 수련하다보면 어느 순간 대추혈이 뚫린다. 대추혈에 에너지가 심하게 걸렸을 때 일시적으로 지식호흡止息呼吸을 하기도 한다. 지식이란 호흡을 멈춘다는 뜻이다. 코로 숨을 충분히 들이쉬고는 숨을 순간적으로 멈추면 호흡에 압력이 생겨 에너지의 힘이 커진다. 그러면 에너지가 그 힘으로 인해 위로 뚫고 올라가게 된다. 하지만 지식을 위주로 하는 호흡은 바른 호흡이 아니다. 선앤숨 수련은 자연호흡을 지향한다. 강하게 호흡하거나 중간에 멈추는 호흡을 일시적인 방편으로 활용할 수는 있다. 하지만 자연호흡의 원리를 제대로 터득하면 자연스럽게 하는 호흡이 오히려 지식호흡보다 더 강한 힘을 갖고 있음을 깨달을 수 있다. 에너지가 연동된 호흡을 자연스럽게 할 수 있게 되면 지식호흡을 할 때보다 부드러우면서도 강한 에너지를 생성할 수 있다.

에너지가 대추를 뚫으면 순식간에 머리로 올라오게 된다. 그리고 백회에 들어가면서 백회에 있는 차가운 진수眞水 에너지를 만나게 되는데 이로 인해 머리뿐 아니라 온몸이 시원한 청량감을 느낄 수 있다. 이 진수 에너지는 에너지안정화 수련을 할 때 매우 중요하게 다루어지는데, 이에 대한 설명은 다음 장에서 하도록 하겠다.

머리를 지난 에너지는 얼굴의 인당혈을 지나는데, 이때 인당 느낌이 잡히면서 상부 에너지센터의 위치를 확연히 느낄 수 있다. 인당을 지나 몸 앞쪽의 임맥으로 내려가는 것은 어렵지 않게 진행된다. 에너지가 임맥을 지나갈 때는 수련자 대부분이 얼굴과 목 부위에서 에너지를 명확히 느끼지 못 할 수도 있다. 그렇다고 억지로 느끼려고 애를 쓰기 보다는 에너지가 잘 안 느껴지는 부위도 있음을 인정하고 받아들이면 된다. 때가 되면 모든 길을 선명하게 느끼게 되기 때문이다. 이 경우에도 의식은 하부 에너지센터에만 두면 된다. 임맥을 타고 아래쪽으로 순조롭게 내려온 에너지가 가슴의 옥당을 지나면 중부 에너지센터의 위치와 느낌을 찾을 수 있으며, 아랫배를 지나 하부 에너지센터에 들어가게 되면 척추 에너지라인이 모두 유통된다.

척추 에너지라인이 유통되면서 이전 과정과 마찬가지로 다양한 명현이 개인마다 다르게 올 수 있다. 평소에 좋지 않았던 부위가 다시 드러나기도 하고, 때로는 심하게, 때로는 가볍게 명현이 발생한다. 명현이 너무 심한 경우에는 양방과 한방 등의 치료를 병행해 가면서 수련을 하는 것이 좋다. 수련을 하면서 일어나는 모든 일들을 단지 명현이라 여기고 강한 수련만으로 이겨내겠다는 생각은 옳지 않다. 인간의 몸은 정기신 복합체이다. 따라서 에너지 흐름이 좋아지면서 물리적인 몸이 개선되기도 하지만, 물리적인 몸을 양방과 한방, 또는 다양한 치료법으로 바르게 하면 에너지 흐름이 좋아지기도 한다. 또 긍정적인 마음, 온화한 감정이 몸과 에너지에 영향을 준다. 그러므로 몸의 명현을 단지 수련의 횟수와 강도를 올려서 해결하려는 시도가 때론 비효율적일 수도 있다. 척추 교정을 받아서 틀어진 척추 마디를 바르게 한다거나, 근육과 근막의 긴장을 빼는 바디워크Bodywork 요법을 받는 것도 좋다. 소마틱스Somatics 영역의 자기인지self-awareness 수련법을 통해 근육에 잠재된 긴장을 빼는 것도 큰 도움이 된다. 인문학 공부를 통해 마음 그릇을 키우는 것도 감정과 정신의 고정fixation을 제거해 몸을 변화시키는데 긍정적으로 작용한다. 수련을 하면서 배우는 동작스퀀스만으로도 많은 문제가 풀리지만, 오랫동안 관절이 닫힌 상태로, 또는 근육이 긴장된 상태로 살아온 사람이라면 단지 수련만으로 해결되지 않는 문제가 있을 수도 있다는 뜻이다.

## 2분 안에 에너지돌리기

선앤숨 4단계를 완성하면 몸, 마음 그리고 에너지 상태가 모두 달라진다. 척추 에너지라인을 이룬 수련자들은 대부분 공통적으로 몸이 아주 가벼워지고 상쾌해지며, 마음은 고요해 기분이 좋아진다는 표현을 한다. 또한 척추 에너지라인을 완성한 이후엔 독특한 에너지 느낌이 한동안 지속되는 경험도 한다. 전신에 시원한 에너지 또는 안개와 같은 것이 어려 있는 느낌이 들기도 하고, 쇠를 만지면 전기 스파크가 일기도 한다. 모두 척추 에너지라인이 완성되면서 일어나는 재미있는 현상이다. 하지만 이러한 느낌과 변화도 시간이 지나면 안정된다. 척추 에너지라인이 안정화되면서 오히려 느낌이 줄어들기도 한다. 수련자는 늘 변화를 인정하고 하나의 고정된 느낌이나 현상에 너무 마음을 빼앗기면 안 된다. 특별하게 다가오는 것도 무심히 여기는 큰 마음을 키워야 한다.

허리 에너지라인을 유통했을 때와 마찬가지로 척추 에너지라인을 완성시킨 후에도 한 번 돌릴 때 2분이 걸리지 않는 경지까지 수련을 끌어올려야 한다. 에너지로 독맥과 임맥을 계속 닦아나가다 보면 임독맥 전체가 안정된다. 이 과정에서 척추 에너지라인의 빛이 밝아진다.

에너지명상 수련을 오래한 사람들은 앉아서 명상 삼매에 드는 것을 좋아하는 경향이 있다. 수련을 할 때 느껴지는 에너지가 좋고, 몰입을 했을 때의 상태가 너무 행복하기 때문이다. 하지만 몸과 마음은 둘이 아니기에 수련에 진척을 이루기 위해서는 몸을 단련시키는 노력도 게을리 해서는 안 되며 마음을 성찰하는 일 또한 등한시 해서는 안 된다. 당장 앉아서 깊은 명상에 드는 것도 좋지만, 일어나서 동작시퀀스, 스트레칭, 에너지댄스, 에너지무빙 등을 통해 몸을 쓰고 단련하는 것이 더 낫다. 산에 올라 호연지기를 키우거나 여행을 통해 자신을 되돌아보는 것이 계속 앉아서 수련을 하는 것보다 나중에 더 나은 결과를 가져올 수도 있다. 수련 경지가 높아질수록 자신의 몸과 마음을 단련하는 일을 게을리 하면 안 된다. 선앤숨 수련자라면 꼭 명심해야 할 사항이다.

## 에너지 느낌을 찾는 요령

선앤숨 3단계, 4단계 수련을 비롯해 앞으로 이어질 모든 과정에서 에너지가 갖는 느낌과 에너지가 에너지라인을 지나는 느낌을 찾는 노력을 해야 한다. 에너지에도 다양한 스펙트럼이 있기 때문에 수련자의 정기신 상태와 수련 정도에 따라 그 느낌이 계속 변한다. 하지만 그 안에서도 어느 정도 일정한 에너지 느낌은 존재한다. 이러한 느낌을 체득하면서 수련이 진행되면 재미가 있다. 재미가 있으면 수련에 대한 자기확신이 커지고, 자기확신은 다시 수련의 상승으로 이어지는 발판이 된다.

에너지를 어느 한 순간 아주 강렬하게 느꼈다고 해서, 그 느낌이 지속되는 것은 아니다. 수련이 아주 잘 될 때, 아니면 뭔가 큰 변화가 있을 때 에너지 느낌도 커진다. 하지만 초보 수련자들은 막연하고, 희미한 에너지를 느끼는 경우가 대부분이다. 특히 수련의 양이 적을수록 느낌이 줄어드는 것은 당연한 일이다. 하루 종일 일을 하다, 일주일에 한 번 또는 두 번 정도 센터에 나와 수련을 하는 현대인들이라면 그 편차는 더욱 커진다. 하지만 에너지를 느끼는 데에도 요령이 있다. 수련의 양과 질이 중요하긴 하지만 느낌을 요령껏 잘 찾을 수 있게 되면 수련의 맛도 커진다. 수련의 맛이 커진 수련자가 조금이라도 더 자신의 빈 시간을 수련에 쏟는 것은 당연한 일이다. 에너지를 잘 느끼는 요령은 다음과 같다.

대부분의 수련자는 에너지가 느껴지는 곳에 의식을 둔다. 그런데 에너지가 느껴지는 곳에서 에너지를 더 잘 느끼려고 할수록 그 느낌은 줄어든다. 에너지가 에너지라인을 따라 유통되는 느낌을 찾고 싶다면 우선 마음을 차분하게 안정시켜야 한다. 그리고 전체에서 부분을 느낀다는 마음으로 기다려야 한다. 이때 전체는 전체의 경락 또는 몸 전체를 말하고, 부분은 시작점에서 현재의 에너지 유통 지점까지이다. 척추 에너지라인을 예로 든다면 "임독맥 전체 경락"에서 "하부 에너지센터에서 에너지가 움직인 곳"까지를 비교하면서 느낀다는 마음으로 기다리면 된다. 이렇게 전체에서 부분을, 마치 멀리서 관조하듯 기다리면 에너지 느낌이 서서히 다가온다. 그 느낌이 다가온다고 해서 의식을 에너지가 느껴지는 곳으로 갑자기 옮기면 안 된다. 그 정도에서 인정하고 받아들여야 한다. 이것이 가장 쉽고 빠르게 에너지를 느끼는 방법이다. 이렇게 에너지를 감지하는 연습을 꾸준히 하게 되면 자신의 에너지 느낌을 빠르고 정확하게 느낄 수 있다. 하지만 수련자의 노력 여하에 따라 그 결과에는 차이가 있다.

## 심기운용 - 허리 에너지라인

심기운용心氣運用이란 마인드디렉팅심법으로 에너지를 다양하게 활용하는 방법이다. 허리 에너지라인 심기운용은 허리 에너지라인을 모두 완성한 수련자가 할 수 있다. 하지만 허리 에너지라인 단계에서는 아직 에너지의 힘이 크지 못하기 때문에, 적어도 척추 에너지라인을 이룬 후에 시도하는 것이 좋다. 물론 단계가 높은 수련자가 시도하면 더욱 좋다. 수련 단계가 높아질수록 심력과 내력이 커지기 때문에 심기운용의 묘미를 더 확실히 느낄 수 있다.

### 1) 허리 에너지라인 파장 뽑기

전류가 지나가면 자기장이 형성되는데, 전류의 힘이 클수록 자기력 또한 커진다. 수련에서도 비슷한 원리가 적용된다. 에너지가 에너지라인을 타고 흐르면 에너지파장이 형성되며, 에너지가 빠르고 강하게 유통될수록 그 에너지파장의 힘 또한 커진다. 허리 에너지라인 파장이란 허리 에너지라인이 빠르게 돌아가면서 형성되는 파장을 말한다.

"허리 에너지라인을 빠르게 돌리면서 파장을 30cm 펼친다"는 마인드디렉팅을 한 후 의식은 온전히 하부 에너지센터에만 둔다. 또는 거의 대부분의 의식은 하부 에너지센터에 두고 10% 정도의 의식은 허리 에너지라인 파장에 두는 것도 좋다. 그러면 마인드디렉팅의 힘에 의해 파장이 형성된다.

허리 에너지라인 파장을 느끼기 위해서는 부단한 노력이 필요하다. 한두 번의 연습으로는 되지 않는다. 30cm 정도까지 파장이 잘 느껴지면 서서히 거리를 늘려간다. 60cm, 1m, 2m 등으로도 늘려본다. 파장을 뽑는 거리는 수련자의 수련 단계와 심기운용 노력에 따라 달라진다. 우선 30cm에서 충분한 파장 느낌을 찾아 확신을 갖게 되면, 이후에 그 이상으로 시도해 보는 것이 좋다. 마인드디렉팅 형태와 파장의 운용 정도는 자신의 수련 정도에 따라 얼마든지 변형 가능하다.

## 2) 허리 에너지라인을 돌리면서 다른 대상의 수련을 돕거나 에너지 정화하기

첫 번째 방법이 허리 에너지라인 파장을 펼쳐서 응용하는 것이라면, 두 번째는 다른 이의 허리 에너지라인이나 대상물 자체를 같이 에너지돌리기 하는 방법이다. 이는 허리 에너지라인의 범위가 자신의 허리둘레 사이즈를 훨씬 벗어나기 때문에 더욱 큰 에너지의 힘, 마음의 힘이 필요한 심기운용법이다. 예를 들면 다음과 같다.

"나의 허리 에너지라인을 돌리면서 홍길동의 가슴 에너지라인을 같이 돌린다. 그러면서 홍
 길동 가슴의 답답함을 풀어준다."
"나의 허리 에너지라인을 돌리면서 집 전체 에너지를 정화시킨다."
"나의 허리 에너지라인을 돌리면서 북한산 전체를 에너지돌리기 한다. 그러면서 북한산의
 에너지를 정화시키고 조화시킨다."

자신의 에너지 수련 정도에 따라, 그리고 노력의 깊이에 따라 이러한 심기운용은 다양하고 깊이있게 발전시킬 수 있다. 심기운용은 단순한 술수가 아니다. 정확한 마인드디렉팅, 자신에 대한 믿음, 그리고 수련을 통해 형성된 내력이 필요한 수련법이다. 결국 심기운용은 수심修心의 한 방법이므로 자신의 바른 마음이 바탕이 되어야 한다. 세상을 건강하고 조화롭게 하는 마음을 먼저 갖도록 하자. 수련을 하는 중요한 이유 중 하나는 자신과 세상을 건강하고 조화롭게 하는 것이다.

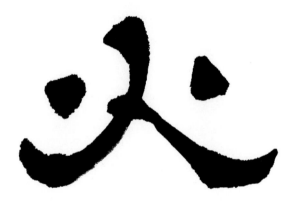

Fire

# 화(火) 시퀀스 °

**5-1.** 눈을 뜬다.

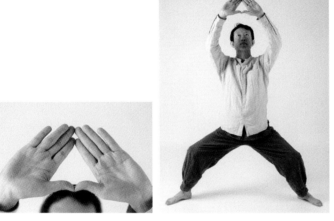

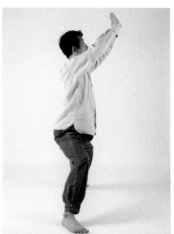

**5-2.** 양팔로 큰 통나무를 껴안는 것처럼 자세를 취한다.

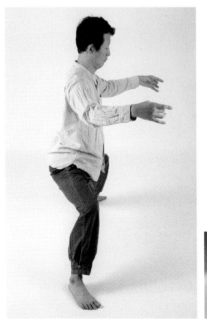

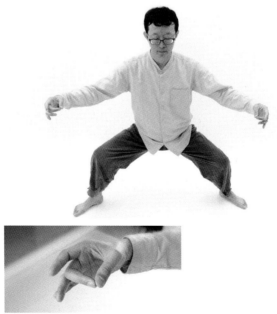

**5-3, 4.**  앞에 놓인 발 기준으로 남좌여우. 양손으로 큰 산을 미는 느낌으로 자세를 잡는다.

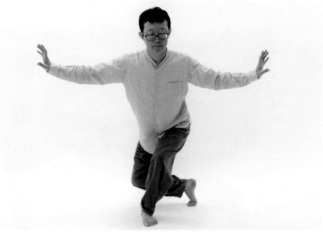

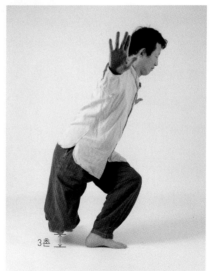

**5-5, 6.**   들어올린 발과 올린 팔 기준으로 남좌여우. 머리에서 꼬리뼈까지 최대한 일직선이 되게 한다.

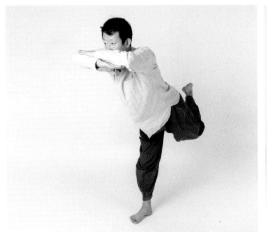
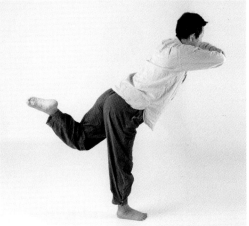

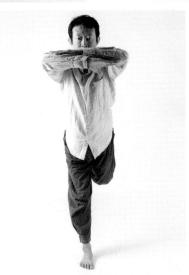

**5-7.** 머리에서 꼬리뼈까지 최대한 일직선이 되게 한다. 엄지 손가락은 서로 붙인다.

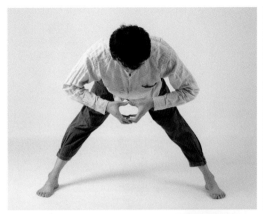
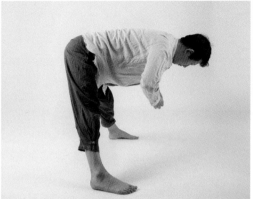
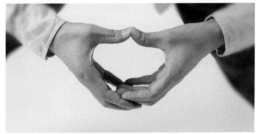

**5-8.**

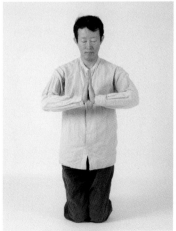
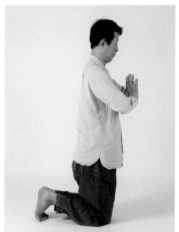

**5-9, 10.** 몸통 회전 방향 기준으로 남좌여우. 허리를 최대한 편다.

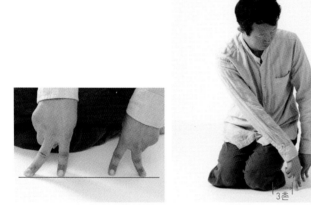

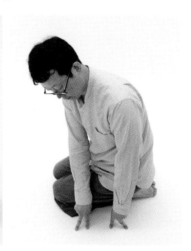

**5-11.** 주먹을 가볍게 쥐어 옆구리에 붙인다.

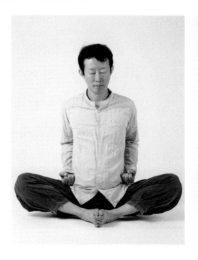

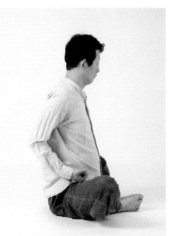

# Level 5. 에너지안정화

선앤숨 5단계를 에너지안정화 수련이라 하며, 다른 말로 온양溫養이라 한다. 온양의 어원적 의미에 대해서는 허리 에너지라인을 설명할 때 이미 소개하였다. 온양은 하부 에너지센터의 에너지를 독맥을 통해 끌어올려 니환궁 백회泥丸宮 百會에 모으는 것부터 시작하는 수련이 다.八 니환궁 백회에는 진수眞水 에너지가 있는데, 이 진수의 에너지를 양적인 성향이 강한 에너지와 서로 상합시켜 온양 에너지로 만든다. 그런 다음 이 온양 에너지로 온몸을 서서히 채운다. 앞에서도 간략하게 살펴보았지만 척추 에너지라인까지의 에너지는 양적인 성향이 강하다. 그래서 이를 양화陽火 에너지라 한다. 물론 이때의 양화 에너지가 바이탈 에너지생 기라는 뜻은 아니다. 밀도가 높은 에너지이긴 하지만 양적 성향이 강한 에너지를 가리킨다.

---

八　니환궁이란 머리 안쪽에 있는 하나의 작은 공간을 가리킨다. 물리적인 공간이 아니라 에너지적인 공간이라 할 수 있는데 엄밀히 말하면 온양 수련에서는 에너지를 백회혈이 아닌 그 안쪽의 니환궁에 모은다. 하지만 이 니환궁은 머리 상단 부 위에 위치하면서 그 정점에 백회혈이 있어서, 이를 통칭하여 "니환궁 백회"라 한다. 선앤숨 1, 2 단계에서 석문혈에 에너 지모으기를 해도 자연스럽게 그 안쪽의 하부 에너지센터에 에너지가 모이듯, 백회혈을 인식하고 그곳에 에너지를 끌어올 려도 자연스럽게 니환궁에 모이게 된다. 물론 마인드디렉팅은 정확히 해주어야 한다.

척추 에너지라인까지의 에너지 = 양화(陽火) 에너지

니환궁 백회에 있는 에너지 = 진수(眞水) 에너지

양화 에너지 + 진수 에너지 → 온양 에너지


양화 에너지는 의식이 닿는 순간 바이탈 에너지로 변하는 성향이 있기 때문에 척추 에너지라인까지의 수련만으로는 의식 수련이 어렵다. 어떤 이는 에너지센터에 에너지가 조금만 느껴지면 의식으로 이를 유도하여 경락을 돌리거나 다른 목적으로 활용하는 수련을 시도하기도 한다. 이 경우 에너지 자체가 쉽게 위로 뜨거나 흩어지기 때문에 시간이 지나면서 점점 수련이 애매모호한 상태로 변하게 된다. 의식이 흘러가는 에너지에 온전히 머물러 있어야 경락을 비롯한 온몸에 에너지가 많아지고 밝아져 더욱 고차원적인 공부로 진입할 수 있다. 그래서 의식이 에너지라인을 타고 흘러가는 에너지를 따라가도록 하는 수련은 참으로 중요한 과정이다. 에너지안정화 수련을 통해 양화 에너지를 진정한 에너지로 변화시키는 과정이 중요한 이유이다.

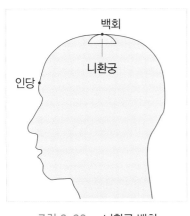

그림 3-22.  니환궁 백회

인체는 자율 조절 시스템이 아주 잘 갖추어져있다. 그래서 수승화강의 원리가 적용이 되어 머리는 늘 시원하고 다리는 따뜻한 메커니즘을 유지한다. 하지만 어떠한 이유에서든 건강이 나빠져 몸의 항상성이 깨지면 수승화강 현상이 무너지고, 이에 따라 오히려 머리에 열기가 몰리고 발은 차가워지게 된다. 수족냉증이나 상기, 스트레스성 두통과 같은 증상도 대부분 이러한 이유 때문에 발생한다.

건강한 사람의 머리가 늘 시원하게 유지되는 이유 중 하나가 바로 니환궁 백회에 있는 진수 에너지 때문이다. 이 기운은 서늘하거나 또는 차가운 음적陰的 성향을 지니고 있다. 온양을 통해 에너지안정화 수련을 하는 초기에 몸이 차갑거나 시원하게 느껴지는 것이 이 니환궁 백회에 있는 진수 에너지 때문이다. 수련이 무르익어 온양 에너지에 적응되면 약간 미지근하거나 따스한 에너지 느낌이 전해진다.

상대적으로 뜨거운 양화 에너지와 상대적으로 차가운 진수 에너지가 서로 상합하여 온양 에너지로 변하고, 이 온양 에너지가 온몸을 적셔 내려오면 체내 에너지의 완성도가 높아진다. 이로 인해 임맥과 독맥에서 에너지가 자생하게 된다. 그래서 에너지안정화 수련을 마치게 되면 본격적으로 의식을 활용해 에너지를 돌리는 수련이 가능해진다.

## 선앤숨 5단계 에너지명상

에너지안정화 수련을 할 때는 기본 좌식 자세에서 양손을 펴 양무릎 위에 가볍게 올려놓는다. 이때 엄지와 검지는 서로 붙인다. 엄지와 검지를 붙이는 이유는 폐경과 대장경이 서로 소통을 하여 니환궁 백회에 있는 에너지와 이곳에 끌어올린 에너지가 서로 상합이 되도록 하기 위해서이다. 바른 자세를 잡고 해당 마인드디렉팅을 하고 난 후 의식은 오직 하부 에너지센터에만 두고 호흡을 시작한다. 이때 몸에서 느껴지는 에너지에 의식을 빼앗겨서는 안 된다. 에너지안정화 수련의 마인드디렉팅에 대해서는 부록 2를 참조한다.

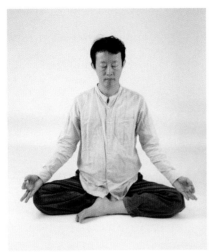
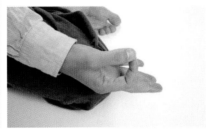

그림 3-23.　에너지안정화 수련 자세　　그림 3-24.　손 모양

먼저 하부 에너지센터에서부터 독맥을 따라 백회혈까지 가볍게 한 번 정도 의식한다. 그런 다음 마인드디렉팅을 한다. 에너지안정화 수련을 위한 마인드디렉팅을 하는 순간 에너지는 독맥을 타고 백회혈로 가게 되는데, 이때 주의할 점은 에너지가 백회혈을 넘어가지 않게 해야 한다는 점이다. 백회혈의 정확한 위치를 의식할 수 있어야 에너지가 이 혈을 넘어가지 않게 할 수 있다. 따라서 백회혈의 정확한 위치를 아는 것이 중요하다. 턱 밑의 하악골과 귀 끝을 연결해서 머리를 지나는 독맥선과 맞닿는 곳이 백회혈[백회]이다. 백회를 누르면 살짝 들어가 있는 느낌이 나며, 세게 누르면 아프지만 적당한 압력이 가해지면 약간 시원한 느낌이 든다.

백회의 위치를 확인하고나서 마인드디렉팅을 하면 니환궁 백회에 에너지가 쌓인다. 이 에너지는 니환궁에 있는 진수 에너지와 만나서 상합한다. 이렇게 상합된 온양 에너지가 흘러내리는 단계에 이르기 위해서는 시간이 걸린다. 수련자에 따라서는 이 과정이 몇 개월이 걸리는 경우도 있어 인내심이 요구된다. 백회에서 상합된 온양 에너지가 모두 차면 자연스럽게 흘러넘치게 된다.

온양 에너지는 몸의 겉면으로만 흘러내리는 것이 아닌 몸 전체를 단면으로 적시면서 머리에서부터 발끝까지 서서히 내려온다. 온양의 에너지 느낌은 아주 독특하다. 적셔 내려오는 과정에서는 머리에 투구가 씌워진 것 같은 느낌이 들기도 하고, 얼굴을 지나갈 때는 차가운 물이 계속 흘러내리는 느낌을 받기도 한다. 온양 수련을 하는 초반에 이렇게 약간 차갑거나 서늘한 에너지가 느껴지는 이유는 앞서 설명한 대로 백회에 있는 진수 에너지의 영향 때문이다.

인체에는 3개의 대맥이 있는데 척추 에너지라인을 유통하면 이 3개의 대맥이 온전히 형성된다. 그래서 하주 대맥을 운기하면 3개의 대맥이 모두 도는 것을 감지할 수 있다. 에너지안정화 수련 과정에서 온양 에너지가 내려올 때 특히 이 대맥 선상에서 주로 걸리는데 상주 대맥, 중주 대맥, 하주 대맥을 지나갈 때 이 대맥의 존재감도 확실히 느낄 수 있다. 이 3개의 대맥 부위에 온양 에너지가 걸렸을 때는 약간의 압력감이 느껴질 수도 있고, 한번 걸리면 지나가는데 조금 시간이 들기도 한다.

에너지안정화 수련을 하는 과정에서 온몸의 정화가 많이 일어난다. 몸이 맑아지며 상대적으로 탁한 음식에 대한 거부감이 일어나기도 하고, 예전엔 아무런 거리낌 없이 맛있게 먹었던 고기나 인스턴트 식품이 역겹게 느껴지기도 한다. 흡연을 계속 한 수련자라면 담배 맛이 없어지거나 그 냄새가 끔찍하게 느껴질 수도 있다. 따라서 이 기회에 담배를 끊는 것이 좋다.

에너지안정화 수련은 한번 앉으면 45분 이상 수련하는 것이 좋다. 온양 에너지가 니환궁 백회에 차고 넘쳐서 자신이 현재 하고 있는 지점까지 내려올 때까지 시간이 많이 걸리기 때문이다. 물론 에너지안정화 수련을 마친 수련자는 내력이 커지면서 온양 에너지를 내리는 시간이 점점 단축된다.

온양 에너지가 온몸을 적시고 발가락 부분을 지나갈 때부터 백회에서 인당까지 에너지의 통로가 열리기 시작하는데 이 에너지의 통로는 "온양 구슬의 통로<sup>길</sup>"이다. 에너지안정화 수련 마지막은 온양 구슬이 백회에서 인당으로 들어가는<sup>떨어지는</sup> 과정인데, 온양 구슬이 먼저 내려오는 것이 아니라 길이 나는 것이 먼저이다. 대부분의 수련자들이 이 통로를 온양 구슬로 혼동하여 의식을 뺏기는데, 이러한 통로가 느껴지더라도 의식을 차분히 하부 에너지센터에 두고 에너지채우기에만 전념해야 한다. 이렇게 수련을 계속하게 되면 온양 구슬이 지나갈 길이 서서히 생기고, 마침내 온양 구슬이 백회에서부터 천천히 그 길을 따라 내려오기 시작한다. 온양 에너지가 발끝을 온전히 적시는 순간 온양 구슬은 인당으로 들어가게 된다.

온양 구슬은 하부 에너지센터에 있던 에너지와 니환궁 백회에 있던 진수 에너지가 온전히 상합되면서 생기는 하나의 에너지 덩어리이다. 온양 구슬은 에너지안정화 수련을 하는 과정 중 백회에서 서서히 만들어지기 시작해 수련 끝 무렵에 완성된다. 다 만들어진 온양 구슬은 백회에서 자연스럽게 이동하여 인당으로 흘러들어간다. 온양 구슬이 인당으로 들어가면 온몸이 온양 에너지로 하나가 된다. 이로 인해 몸 전체의 에너지안정화가 이루어진다. 九

## 에너지안정화 수련 복습

온양 구슬이 인당으로 떨어지면 에너지안정화를 이룬 것이다. 어떤 이들은 온양 구슬이 처음 한 번만 떨어진다고 여긴다. 하지만 선앤숨 5단계 수련를 마친 후에는 매번 에너지안정화 수련을 할 때마다 온양 구슬이 떨어진다. 물론 에너지안정화를 이룬지 얼마 되지 않는 수

---

九 온양 에너지(EOY, Energy of On-Yang)나 온양 구슬(BOY, Ball of On-Yang)은 에너지안정화 수련에서만 활용하는 독특한 개념이다. 여기서 "구슬"은 사전적인 의미를 지닌 구슬(진주처럼 작고 둥근 장신구)을 가리키는 것은 아니다. 사람에 따라 전혀 둥글지 않은 작은 물체 또는 기운 덩어리나 젤리 등으로 다양하게 느껴질 수 있다. 수련자는 이러한 언어에 얽매이지 말고 스스로 체득하여 그 숨은 의미를 온전히 파악해야 한다.

련자라면 온양 구슬을 다시 떨어지게 하려면 시간이 많이 걸리지만 계속 반복 수련을 하다 보면 에너지안정화 수련 역시 다른 수련과 마찬가지로 빠르게 진행할 수 있다. 수련 단계가 올라가서 복습을 하게 되면 온양 구슬을 좀 더 빠르게 떨어뜨릴 수 있다.

에너지안정화 수련을 마친 수련자는 보통 1~2달에 1번 정도 복습을 해주는 것이 좋다. 육식을 하거나 좋지 않은 음식을 먹었을 때도 온양 에너지로 몸을 정화시켜주면 좋다. 선앤숨 6단계 코어 에너지라인 수련과 그 이후의 수련이 잘 진행되지 않을 때 에너지안정화 복습을 한 후 해보면 효과적으로 진행된다.

호흡 수련의 관건은 복습이다. 이전 단계 복습이 충분히 되어있지 않으면 지금 하는 단계의 효율이 떨어진다. 그래서 수련을 3개월 정도 쉰 수련자라면 다시 1단계부터 복습을 하여 차례로 부족한 에너지를 채워서 단계를 올라와야 한다. 물론 복습을 하는 경우는 이미 지나온 과정이기 때문에 어렵지 않게 진행할 수 있다. 참고로 에너지안정화 수련은 해당 세世 시퀀스를 한 후에 복습하는 것이 훨씬 더 효율적이다.

## 에너지안정화 단계에서의 수심

척추 에너지라인 수련까지는 많은 수련자들이 꽤 재미있게 수련을 한다. 에너지 느낌도 좋고 의욕도 생기기 때문이다. 하지만 에너지안정화 수련에 들어오면 힘들어 하는 사람들이 생긴다. 몸 전체를 온양 에너지로 채우는 과정에서 정기신이 전체적으로 큰 변화를 겪느라 다양한 명현이 생기기 때문이다. 에너지안정화 수련을 잘 하기 위해서는 앉아 있는 시간도 늘어나야 하고, 이전 단계 복습이 충실히 되어있어야 한다. 그렇기 때문에 많은 정성과 노력을 기울여야 끝맺음을 할 수 있는, 선앤숨 수련의 첫 장벽과도 같은 수련이 에너지안정화 과정이다.

호흡 수련의 핵심은 조화이다. 척추 에너지라인 수련까지 모았던 양화 에너지가 상대적으로 음적인 진수 에너지와 만나 상합하며 조화를 이루는 수련이 에너지안정화 수련이기 때문에, 그 과정에서 몸과 마음에 명현이 생긴다. 실상 부족함이 채워져 조화를 이루는 과정에서 생기는 변화이기 때문에 결과적으로 "좋은 변화"로 받아들이면 된다. 수련을 하는 과정에서 생기는 고민과 갈등 상황은 자신에게 상대적으로 부족한 에너지빛가 채워지면서 일어나는 마음의 명현변화이다. 따라서 넓게 보면 이는 아주 좋은, 그래서 자신을 발견하고 이해할 수 있는 기회이다. 하지만 막상 그러한 상황에 직면한 사람에게는 기존의 자신을 변화시키기가 죽기보다 어려운 일이다.

사람은 누구나 자신이 속한 문화권에서 특정한 교육을 받고 사회의 구성원으로서 살아간다. 그러다 보니 자신의 진정한 욕구나 마음보다는 "학습되고", "길들여진" 자신을 진짜 "자신"으로 여긴다. 수련을 통해 몸 안의 에너지가 밝아지면서 마음도 밝아지게 되는데 이 과정에서 점차 자신의 근본 마음빛에 가까이 다가가게 된다. 그래서 수련이 잘 되면 "길들여진 마음"과 "원래의 밝은 마음" 사이에 충돌이 일어나게 된다. 이때 일어나는 명현은 정신적 명현이다. 수련에서 일어나는 모든 힘든 일들이 모두 명현은 아니지만 수련자는 자신에게 일어나는 변화를 인정하고 적극적인 자세로 수련에 용맹정진勇猛精進 하는 태도가 필요하다. 정신적인 명현 즉, 수심의 환경이 왔을 때는 평소보다 동작시퀀스 횟수를 늘리는 것이 좋다. 그리고 이전과는 다르게 좀 더 동작을 정확하고 바르게 하면 문제 상황을 빠르게 극복하는 데 도움이 된다. 밀림을 여행할 때 늪에 빠졌다고 가정해 보자. 그런데 늪이 있는 곳은 반드시 지나가야 할 길이다. 우회로도 없고 도와주는 사람도 없다. 다른 방법도 없이 어차피 지나가야 할 늪이라면 의지를 세워 빨리 빠져나오는 것이 좋다. 그 늪을 스스로의 힘으로 빠져나왔을 때 새로운 세계가 기다리고 있다.

## 심기운용 - 척추 에너지라인

척추 에너지라인 심기운용은 적어도 에너지안정화를 이루거나 그 이상 단계 수련자가 하는 것이 좋다. 방법은 허리 에너지라인 심기운용법과 동일하다. 다만 이때는 주어가 허리 에너지라인이 아닌 척추 에너지라인이다. 심기운용 방법에 대해서는 앞에서 자세히 소개했다. 여기서는 두 가지 기본적인 방법만 간략히 제시한다.

> 1) 척추 에너지라인을 돌리면서 파장을 펼친다.
> 2) 사람 또는 대상물의 척추 에너지라인을 같이 돌린다.


## 심기운용 - 에너지댄스

에너지댄스를 활용한 심기운용은 말 그대로 에너지댄스를 추면서 에너지를 운용하는 방법이다. 보통 에너지댄스를 추면 많은 에너지가 형성되는데 일반적인 에너지돌리기를 통한 심기운용 방법과는 다른 독특한 "맛과 멋"이 있다. 다른 심기운용법과 마찬가지로 마인드디렉팅은 다양하게 응용할 수 있다. 예를 들면 다음과 같다.

"에너지댄스를 추면서 홍길동의 에너지를 정화시키고 조화시킨다."
"에너지댄스를 추면서 나오는 에너지를 홍길동의 중부 에너지센터로 보내서 마음을 밝게 만든다."
"에너지댄스를 추면서 공간의 에너지를 밝게 만든다."
"음악에 맞춰 에너지댄스를 추면서 내 몸의 안 좋은 부위를 치유한다."

SOM #6

•

세＿世


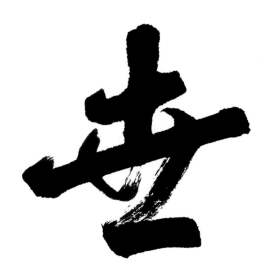

World

SOM #6

•

세＿世

# 세(삥) 시퀀스 °

**6-1.**

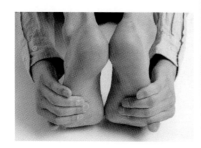
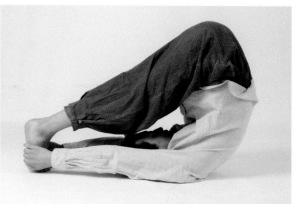

**6-2, 3.** 몸통 회전 방향 기준으로 남좌여우. 이때 다리는 회전 방향과 반대발이 위쪽에 오게 한다. 머리에서 꼬리뼈까지 최대한 일직선이 되게 한다.

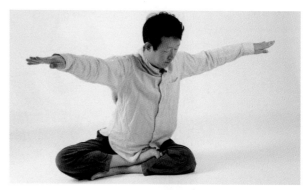

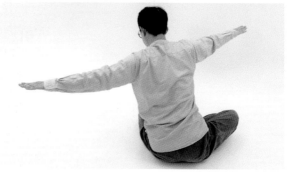

**6-4.** 양쪽 발뒤꿈치를 서로 붙여서 발 내측 각도가 **90**도가 되게 한 다음, 왼발을 앞으로 한발 내딛는다. 그런 다음 허리를 **90**도로 굽힌다. 허리는 반듯하게 펴고, 양팔을 나란히 한다.

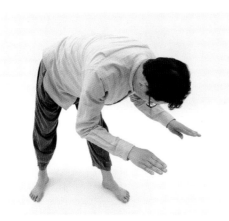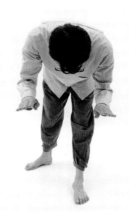

**6-5.** 턱을 가볍게 들어 얼굴이 지면과 수평이 되게 한다.

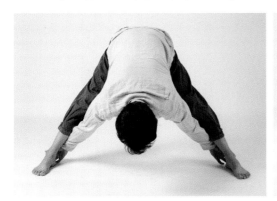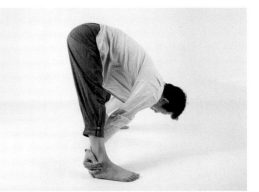

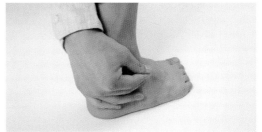

**6-6, 7.** 몸통 회전 방향 기준으로 남좌여우. 하부 에너지센터가 떨릴 정도로 골반을 앞으로 내민다.

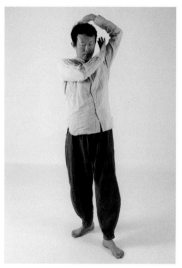
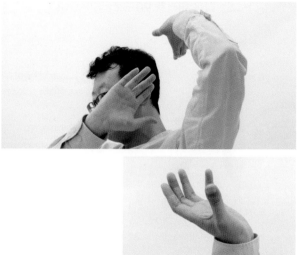

**6-8.** 허리가 최대한 구부러지지 않게 한다. 눈을 뜬다.

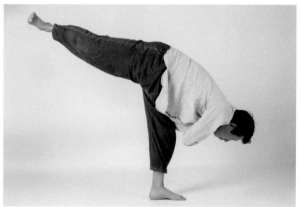
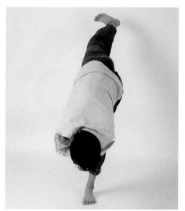
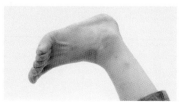

**6-9.** 눈을 뜬다. 허리를 최대한 반듯하게 유지한다.

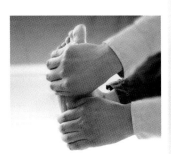
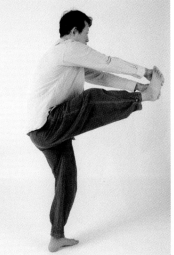
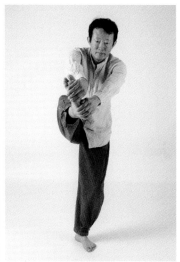

**6-10.**

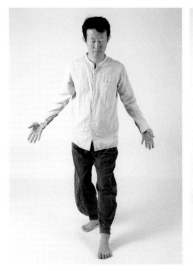
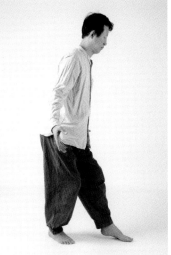

**6-11.**

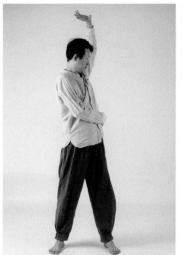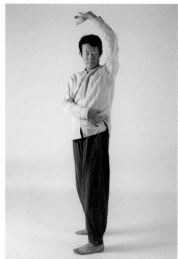

大道無名
上德不德
玄功潛運
幾深莫測

큰 가르침은 그 이름이 없고,
윗 덕은 오히려 그 덕을 내세우지 않는다.
현묘한 일은 드러나지 않게 진행되니
그 깊이를 가히 헤아릴 수 없다.

# STEP 2

*"수련은 퍼즐을
하나하나 맞추어 가는 과정이다."*

## Level 6. 코어 에너지라인

Core Energy Line

선앤숨 6단계에서는 코어 에너지라인을 유통시킨다. 5단계 수련이 끝나 에너지안정화를 이루게 되면 기존의 에너지는 음양이 상합된 조화롭고 안정화된 에너지로 변하게 된다. 이때 하부 에너지센터에 있는 안정화된 에너지를 양발에 있는 용천혈로 보내서 땅의 에너지와 만나게 하고, 중부 에너지센터를 지나 양손에 있는 노궁혈로 보내 공간의 에너지와 소통하며, 위쪽의 상부 에너지센터를 지나 머리의 백회혈로 보내 하늘의 에너지와 교류하는 수련을 한다. 척추 에너지라인 수련이 임맥과 독맥을 돌리는, 말 그대로 작은 주천周天 수련이라면 이 수련은 몸의 코어를 관통시켜 외부 에너지<sup>땅, 공간, 하늘 에너지</sup>와 소통시키기 때문에 대주천 大周天이라 한다.

인간은 자신이 잘 느끼든 못 느끼든, 늘 하늘의 에너지와 땅의 에너지 그리고 공간의 에너지와 서로 소통하고 산다. 몸 자체가 사실 에너지의 집합체이기 때문에 이는 너무도 당연한 이치이다. 선앤숨 수련을 하게 되면 잊혀졌던 감각이 되살아나게 되면서 자신의 몸 안과 밖에 에너지로 이루어진 세상이 있다는 사실을 조금씩 인식하게 된다.

수련자가 에너지안정화 수련까지 마치면 코어 에너지라인 수련을 통해 본격적으로 외부 에너지와 소통할 수 있게 된다. 눈에는 보이지 않지만 인간을 둘러싸고 있는 하늘과 땅 그리고 주위 공간이 에너지 차원에서 인간과 늘 소통을 하고 있다는 사실을 구체적으로 체득함으로써 인정하게 되는 과정이 코어 에너지라인 수련이다. 이를 통해 인간이 참으로 귀한 존재임을 자각하게 되고, 또 내가 귀한 만큼 내 주위에 있는 사람들도 모두 귀한 존재임을 인식하게 되어 조화로운 삶에 대해 큰 혜안이 열리게 된다.

코어 에너지라인을 유통하게 되면 왜 하늘, 공간 그리고 땅의 에너지와 서로 교류를 할 수 있을까? 이는 에너지<sup>빛</sup>의 속성 때문이다. 1부 다담편에서 살펴봤듯, 에너지스펙트럼 ⌐ 상에서 에너지<sup>진기</sup>는 도광과 같으며 바이탈 에너지와는 차원이 다르다. 그런데 에너지안정화 수련이 끝난 후 안정화된 에너지로 코어 에너지라인을 유통하게 되면 이보다 낮은 차원의 에너지인 하늘, 땅, 공간의 에너지를 모두 통섭할 수 있을만한 수준에 이르게 되며, 그러한 에너지와 자유롭게 소통할 수 있게 된다.

---

⌐ 에너지스펙트럼을 라이트스펙트럼으로 봐도 무방하다. 따라서 바이탈 에너지부터 도광까지 모든 에너지를 빛 관점에서 볼 수 있다. 바이탈 에너지도 넓게 보면 빛이지만 에너지부터는 밀도감이 다른 빛이며, 에너지안정화 수련이 끝나서 안정화된 에너지는 이전과는 또다른 차원의 빛이다.
선앤숨 수련에서는 본격적으로 상부 에너지센터(신 센터) 수련부터 빛(라이트) 수련으로 정의한다. 선앤숨 12단계 에너지볼 수련까지가 에너지 수련이며, 그 이후 라이트퓨전 수련부터가 빛(라이트) 수련이다. 하지만 이는 방편적인 구분일 뿐이다. 석문혈에 의식을 집중하여 에너지를 모으는 순간부터 이미 빛(라이트) 수련이 시작되었다고 볼 수 있다.

이전 수련과는 다르게 코어 에너지라인 수련부터는 의식을 사용하여 에너지를 유통시킨다. 하지만 의식을 사용한다고 해서 바로 무리하게 의식으로 에너지를 이끄는 것이 아니라 자연스럽게 흘러가는 에너지를 뒤에서 따라가는 형태로 수련을 진행한다. 코어 에너지라인 수련에서 에너지가 유통되는 통로는 경락 통로와는 다르다. 에너지가 양팔과 양다리를 지나갈 때는 정중앙의 통로를 지나며, 임맥을 지나 백회로 올라가는 통로 또한 기존의 척추 에너지라인의 임맥 통로와는 다르다.

척추 에너지라인을 유통시켰다 해도 코어 에너지라인 수련을 하게 되면 다시 의식을 활용해 코어 에너지라인을 새롭게 유통시켜야 한다. 척추 에너지라인 수련을 통해 이미 에너지로 임맥이 유통되었으니 하부 에너지센터에서 중부 에너지센터를 지나 위로 뚫을 때 쉽게 지나갈 것이라 생각하는 이들도 있겠지만, 막상 해보면 그렇지 않다.

척추 에너지라인과 코어 에너지라인은 같은 임맥 선상에 있다고 해도 전혀 다른 길이다. 이는 도화지에 빨간 색의 물감을 칠하고 난 후 파랑색의 물감을 겹쳐서 칠하는 것과 비슷한 이치이다. 도화지는 같지만 그 위에 칠하는 색깔은 서로 다를 수 있다. 에너지<sup>또는 라이트</sup> 차원에서 보자면 에너지에도 강약과 레벨이 있다. 척추 에너지라인 수련을 할 때의 에너지보다는 코어 에너지라인 수련의 에너지가 더 상위 레벨이다. 그래서 같은 물리적인 공간에서 전혀 다른 차원의 에너지가 서로 공존할 수 있는 것이다.

## 선앤숨 6단계 에너지명상

코어 에너지라인 수련의 기본자세는 이전과 동일하다. 하지만 에너지안정화 수련 때와 달리 손가락은 서로 붙이지 않고 자연스럽게 편다.

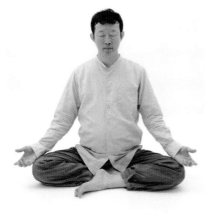 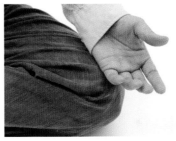

그림 3-26.  코어 에너지라인 수련 자세　　그림 3-27.  손 모양

코어 에너지라인 수련에서는 별도의 마인드디렉팅을 하지 않는다. 대신 수련의 매 과정에서 마인드디렉팅을 해줄 수 있다. 그래서 수련자는 6단계 수련을 하면서 마인드디렉팅에서 조금은 자유로워질 필요가 있다. 마인드디렉팅 문장도 특별히 정해져 있는 것이 아니기 때문에 수련자 스스로가 상황에 맞추어 만들 수 있다는 점을 체득해야 한다.

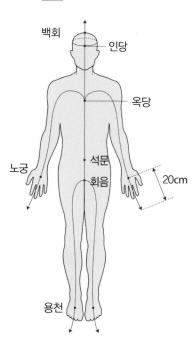

그림 3-28. 코어 에너지라인

코어 에너지라인 수련은 남녀 모두 왼쪽부터 시작하며, 그 순서는 다음과 같다.

하부 에너지센터 → 회음혈 → 왼발 용천혈 → 에너지를 왼발 용천혈에서 공간으로 20cm 정도 빼낸다. → 왼발 용천혈 → 회음혈 → 오른발 용천혈 → 에너지를 오른발 용천혈에서 공간으로 20cm 정도 빼낸다. → 오른발 용천혈 → 회음혈 → 하부 에너지센터 → 옥당혈 → 왼손 노궁혈 → 에너지를 왼손 노궁혈에서 공간으로 20cm 정도 빼낸다. → 왼손 노궁혈 → 옥당혈 → 오른손 노궁혈 → 에너지를 오른손 노궁혈에서 공간으로 20cm 정도 빼낸다. → 오른손 노궁혈 → 옥당혈 → 인당혈 → 상주 대맥 돌리기 → 인당혈 → 백회혈 → 백회혈에서 공간으로 20cm 정도 빼낸다. → 백회혈 → 하부 에너지센터로 회수

코어 에너지라인 수련은 마인드디렉팅을 이용해 하부 에너지센터의 에너지를 회음혈에 보

내서 모으는 것에서부터 시작된다. 마인드디렉팅을 따로 하지 않아도 회음혈에 에너지를 모아야겠다는 마음을 먹고 의식을 하부 에너지센터에 두고 차분히 기다리면, 에너지는 천천히 치골쪽으로 흘러가게 된다. 그러면 의식으로 그 에너지를 천천히 따라간다. 하부 에너지센터에서 나온 에너지가 회음혈에 멈추면, 의식 또한 그곳에 멈춘 상태에서 계속 모으면 된다.

의식 수련의 핵심은 이동하는 에너지에 의식이 따라가는 것에 있다. 하지만 약 10% 정도의 기본 의식은 늘 하부 에너지센터에 있어야 한다. 의식이 하부 에너지센터에 있어야, 하부 에너지센터가 활성화되어 에너지를 계속 만들게 되고, 이렇게 만들어진 에너지가 흘러가기 때문이다. 따라서 기본 의식을 하부 에너지센터에 두지 않은 채 의식만 따라가게 되면, 계속 공급되던 에너지가 끊기게 되어 결국 코어 에너지라인 수련의 효율이 현저하게 떨어진다.

회음혈에 모은 에너지가 차고 넘치면 자연스럽게 왼쪽 다리로 흘러들어가게 된다. 그러면 의식은 흘러가는 에너지를 따라가면 되는데, 이때 마치 "다리의 정중앙으로 철심을 형성한다"는 마음으로 따라가야 한다. 그러지 않고 흘러가는 에너지만 따라가게 되면 형성되는 에너지의 힘이 약해지고 조금은 모호하게 될 수도 있다. 어떠한 마음을 먹는가는 하나의 마인드디렉팅이라고도 할 수 있는데, 이러한 마음이 수련에 그대로 적용된다. 이러한 마음을 갖고 용천혈까지 수련을 계속 진행한다. 물론 무릎이나 발목과 같이 중간에 걸리는 부분이 있으면 그곳에 의식을 두고 차분히 기다리면 된다. 그러면 집중적으로 모인 에너지의 힘에 의해 막힌 부위가 뚫린다.

에너지가 용천혈에 도달하면 바로 몸 밖으로 빼내지 말고, 용천혈에 충분히 모아야 한다. 그러면 에너지가 용천혈에 충만하게 모이게 되는데 이때 의식으로 천천히 20cm 정도 빼내면 된다. 의식으로 다시 에너지를 용천혈로 회수한 후 회음혈까지 천천히 가져온다. 그런 다음 오른발도 같은 요령으로 진행한다. 오른발 용천혈에서 몸 밖으로 20cm 정도 에너지를 빼낸 후 다시 오른발 용천혈로 가져와 회음혈로 회수하고 하부 에너지센터를 거쳐 중부 에너지센터로 이동한다.

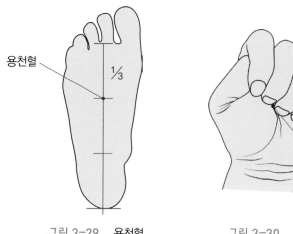

그림 3-29.  용천혈          그림 3-30.  노궁혈

중부 에너지센터에서 충분히 에너지를 모은 후 다리를 뚫을 때 사용했던 마음으로 왼팔 노궁혈까지 진행한 후 20cm 정도 밖으로 빼낸다. 다시 노궁혈로 회수하여 중부 에너지센터를 거쳐 오른팔을 뚫는다. 오른손 노궁혈까지 뚫고 밖으로 20cm 뽑은 후 되돌려 중부 에너지센터로 가져온 다음 인당혈까지 진행한다. 인당혈에 에너지를 충분히 모은 후 상주 대맥이 돌아가는 방향으로 돌리고 나서 다시 인당혈로 돌아와 백회혈까지 진행하고, 백회혈에서 충분히 에너지를 모은 후 역시 20cm 정도 밖으로 빼내고 나서 회수한다. 그런 다음 임맥 선상을 거쳐 하부 에너지센터에 갈무리하면 코어 에너지라인이 완성된다.

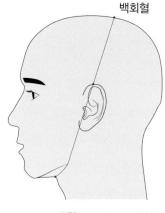

그림 3-31.  백회혈

## 2분 안에 에너지돌리기

코어 에너지라인을 2분 안에 돌리는 수련도 앞에서 배웠던 방법과 비슷하다. 하지만 의식을 활용해 에너지를 돌린다는 점이 다르다. 에너지 유통이 원활히 될 때까지는 "하나의 의식"으로 연습을 하고, 하나의 의식으로 연습을 꾸준히 하다보면 코어 에너지라인이 깨끗이 닦이게 되어 에너지 흐름이 부드럽고 빨라지는데 그러면 다음 방법으로 넘어간다.

코어 에너지라인 2분 에너지돌리기 수련은 수련자의 자유의지에 따라 다양하게 시도할 수 있는데, 크게 다음 3가지 형태로 구분된다. 우선 양발, 양손 에너지돌리기, 다음으로는 사지 동시 에너지돌리기, 마지막으로 5혈 동시 에너지돌리기이다.

1) 양발, 양손 에너지돌리기

하부 에너지센터→회음혈→양발 용천혈→밖으로 20cm 빼낸다. →양발 용천혈→회음혈→하부 에너지센터→옥당혈→양손 노궁혈→밖으로 20cm 빼낸다. →양손 노궁 →옥당혈→하부 에너지센터→백회혈→밖으로 20cm 빼낸다. →백회혈→하부 에너지센터

2) 사지 동시 에너지돌리기

하부 에너지센터→옥당혈/회음혈→양발 용천혈/양손 노궁혈→양발 용천혈과 양손 노궁혈 밖으로 20cm 빼낸다. →양발 용천혈/양손 노궁혈→옥당혈/회음혈→하부 에너지센터→백회혈→밖으로 20cm 빼낸다. →백회혈→하부 에너지센터

3) 5혈 동시 에너지돌리기

하부 에너지센터→옥당혈/회음혈→백회혈, 양발 용천혈, 양손 노궁혈→밖으로 20cm 빼낸다. →백회혈, 양발 용천혈, 양손 노궁혈→하부 에너지센터

의식을 2개로 나누어서 에너지돌리기를 하면 1개로 온전히 의식을 실어서 하는 것보다는 못하지만 그래도 에너지를 돌리는 느낌을 찾을 수 있다. 하지만 4개, 5개로 의식을 나누어서

할 때는 온전히 의식을 따라가기가 쉽지 않다. 그래서 이때는 마인드디렉팅을 이용하여 에너지를 보내고, 의식은 마치 전체 광경을 무심히 관조하듯이 두는 것이 좋다.

수련이 잘 이해되지 않거나 그 과정이 복잡한 경우에는 녹차를 차분히 마시면서 의식 수련에 관한 선배나 지도자의 조언을 듣는 것이 좋다. 에너지를 다양하게 돌리는 것도 능력이다. 수련자는 부단히 노력하여 다양하게 에너지돌리기를 할 수 있는 능력을 키우도록 하자.

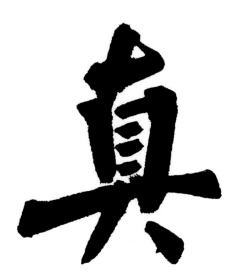

Truth

# 진(眞) 시퀀스 °

**7-1.** 머리에서 꼬리뼈까지 최대한 일직선이 되게 한다.

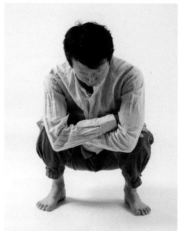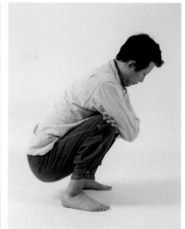

**7-2, 3.** 들어올린 손 기준으로 남좌여우. 눈을 뜬다. 엄지 손가락으로 용천혈을 누른다.

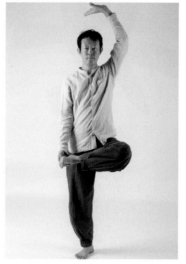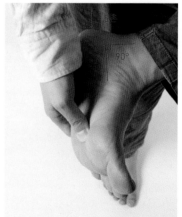

**7-4, 5.** 뻗은 발 기준으로 남좌여우. 허리를 최대한 들어올린다.

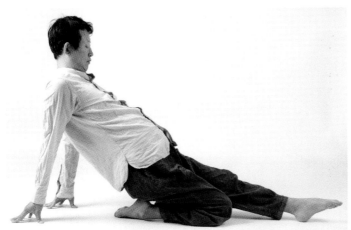
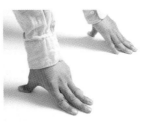
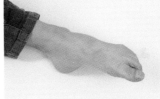

**7-6, 7.** 들어올린 발 기준으로 남좌여우. 눈을 뜬다.

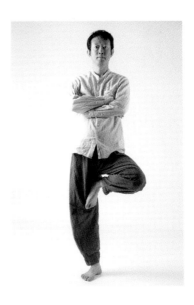

**7-8.** 머리에서 꼬리뼈까지 최대한 일직선이 되게 한다.

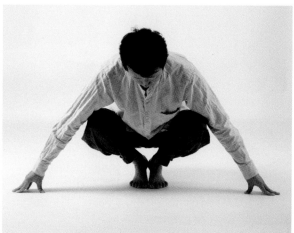 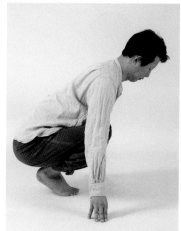

**7-9, 10.** 들어올린 발 기준으로 남좌여우. 눈을 뜬다. 목의 힘을 최대한 빼고 뒤로 늘어뜨린다.

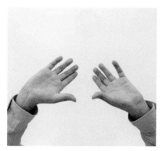 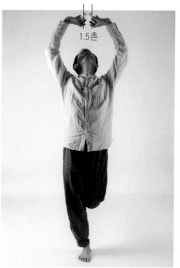 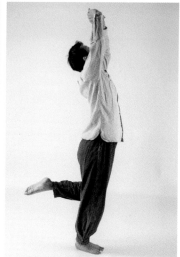

**7-11.** 허리를 반듯이 편다.

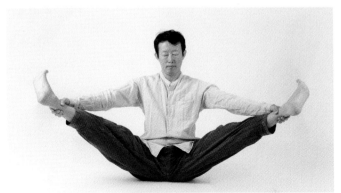

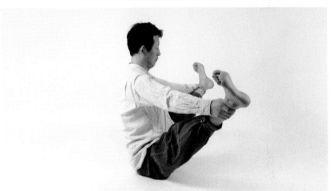

## Level 7. 에너지트라이앵글

Energy Triangle

우주에 있는 모든 것들엔 에너지가 존재한다. 해, 달, 별도 마찬가지다. 물리적으로 함유하거나 내뿜는 에너지 외에도 해달별은 수련 차원의 에너지도 지니고 있다. 해달별이 지니고 있는 이 3가지 에너지는 대우주의 기본 이치인 음과 양 그리고 음과 양을 조화시키는 또 하나의 에너지를 대표한다. 선앤숨 수련에서는 인간에게 있는 세 가지 보물인 정기신 삼주와 하늘의 세 가지 보물인 해달별을 매우 중요하게 여긴다.

선앤숨 7단계에서는 해달별의 에너지를 각각 명문혈, 회음혈, 석문혈에 모아 하부 에너지센터를 중심으로 에너지트라이앵글을 형성한다. 이렇게 하면 하부 에너지센터는 더욱 완성도가 높아지며, 하부 에너지센터의 완성도가 높아지면서 중부 에너지센터가 새롭게 변화하게 된다. 따라서 이 수련을 에너지트라이앵글 수련이라 한다.

에너지트라이앵글 수련을 하는 가장 큰 이유는 해달별의 에너지와 하나가 되어 그 마음을 느끼고 이해하는 것이다. 만물의 근원은 "마음의 빛"이라고 할 수 있는데, 해달별 역시 독특한 마음의 빛이라 할 수 있다. 그래서 해달별이 지니고 있는 그 독특한 마음의 빛을 얻고 이해하는 것이 에너지트라이앵글 수련을 하는 주된 목표이다.

세상에 아무리 귀한 것이라도 인식하고 알아봐주지 않으면 있지만 없는 것과도 같다. 주머니에 다이아몬드를 지니고 있지만 있는지조차 모르면, 그 다이아몬드는 있지만 없는 것과 마찬가지다. 사실 해달별이라는 우주의 3가지 보물도 중요하지만 이를 알아볼 수 있는 인간이라는 존재가 더욱 귀하고 소중하다. 그리고 그 보물이 지닌 에너지를 온몸으로 얻을 수 있는 인간이야말로 고귀한 존재이다. 따라서 수련자는 에너지트라이앵글 수련을 통해 자신을 다시금 되돌아보고 더욱 귀하게 여겨야 한다.

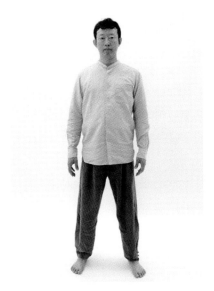

그림 3-33.　에너지트라이앵글 수련 자세

# 선앤숨 7단계 에너지명상

## 1) 해의 에너지 모으기

해<sup>태양</sup>의 에너지를 백회혈로 끌어서 명문혈에 모으는 수련이다. 해의 에너지는 "믿음의 마음 빛"이라고 다르게 표현할 수 있다. 백회혈은 강렬한 해의 에너지를 가장 잘 받을 수 있는 곳이며, 명문혈은 생명의 에너지가 있는 곳으로 해의 에너지를 모을 수 있는 최적의 장소이다. 이 수련을 통해 수련자는 "믿음"이라는 마음의 빛을 얻을 수 있으며, 생명의 에너지가 강해짐을 느끼게 된다.

### 수련방법°

눈을 감은 채로 해를 마주한 상태에서 수련을 한다. 해의 에너지를 모으는 마인드디렉팅(부록 참조)을 하고 의식은 백회혈에 둔다. 그러면 에너지가 모이게 되는데, 백회혈에 에너지가 차서 넘치면 서서히 아래쪽<sup>머리 중앙</sup>으로 이동하게 된다. 의식은 움직이는 에너지를 따라가야 한다. 이때 "척추의 정중앙으로 이동한다"는 마음으로 수련을 진행하면 된다. 물론 에너지가 내려온다고 해도 기본 의식은 백회혈에 가볍게 두어야 한다. 그래야 해의 에너지가 순일하게 공급되어 수련의 효율이 높아진다.

에너지가 목과 폐 부위를 지나서 내려오다 척추의 특정 위치에서 막히면, 이때에도 코어 에너지라인을 유통시켰던 요령으로 의식을 막힌 부위에 가만히 두고 차분히 호흡하면 된다. 그러면 집중적으로 모인 에너지의 힘에 의해 어렵지 않게 막혔던 곳이 뚫리게 된다. 이렇게 명문혈까지 진행이 되면 이때부터는 명문혈에 집중적으로 의식을 두고 에너지를 모으면 된다. 명문혈에 해의 에너지가 모이면서 다양한 에너지가 느껴지고, 수련자의 정기신 변화 상태에 따라 역시 다양한 명현 현상이 동반된다. 특히 해의 에너지는 아주 강렬하기 때문에 수련 초반에 오래 수련하는 것을 자제해야 한다. 자신의 몸에 맞게 서서히 수련에 적응해 나가야 한다. 또 수련을 할 때, 눈을 뜬 채로 해를 직시하지 않도록 한다. 반드시 눈을 감고 수련을 한다. 해의 에너지가 워낙 강렬하기 때문에 해를 직접 마주하지 않고 실내에서 하여도 수련은 진행된다.

## 2) 달의 에너지 모으기

달의 에너지를 중부 에너지센터 옥당혈로 끌어서 회음혈에 모으는 수련이다. 달의 에너지는 "사랑의 마음 빛"이라고 다르게 표현할 수 있는데, 옥당혈은 달의 에너지를 가장 잘 받을 수 있는 곳이다. 그리고 회음혈은 모든 에너지가 모이는 자리이자 달의 에너지를 온전히 모을 수 있는 가장 좋은 장소이다. 이 수련을 통해 수련자는 "사랑"이라는 마음의 빛을 얻을 수 있다.

### 수련방법 °

밤 하늘의 달을 보면서 수련을 한다. 달의 에너지를 모으는 것과 관련된 마인드디렉팅(부록 참조)을 하고 의식은 옥당혈에 둔다. 그러면 옥당혈에 달의 에너지가 모이고 시간이 지나면 차서 넘치는데, 의식으로 이 에너지를 따라 서서히 회음혈 방향으로 이동한다. 태양의 에너지를 모으는 수련과 동일한 방식으로 진행하며, 회음혈에 이르러서는 그곳에 의식을 고정시키면 된다.

## 3) 별의 에너지 모으기

별의 에너지를 상부 에너지센터 인당혈로 끌어서 석문혈에 모으는 수련이다. 별의 에너지는 "지혜의 마음 빛"이라고도 다르게 표현할 수 있는데, 인당혈은 별의 에너지를 가장 잘 받을 수 있는 곳이다. 그리고 석문혈은 조화를 시키는 자리이자 별의 에너지와 가장 잘 어울리는 장소이다. 이 수련을 통해 수련자는 "지혜"라는 마음의 빛을 얻을 수 있다.

### 수련방법 °

밤 하늘의 별을 보면서 수련을 한다. 별의 에너지를 모으는 것과 관련된 마인드디렉팅(부록 참조)을 하고 의식은 인당혈에 둔다. 그러면 인당혈에 별의 에너지가 모이게 되고, 시간이 지나서 차고 넘치면 의식으로 이 에너지를 따라 서서히 석문혈 방향으로 이동한다. 앞에서 했던 수련과 동일한 요령으로 진행하며, 석문혈에 이르러서는 그곳에 의식을 고정시키면 된다. 하나의 별을 보면서 수련을 계속하면 그 별빛이 조금씩 희미해지거나 또는 가물가물해지고, 나중에는 별빛이 순간적으로 사라지는 현상이 일어난다. 물론 이것도 수련자에 따라 상대적으로 적용되기 때문에 별빛이 사라지지 않는다고 해서 수련이 진행되지 않는 것은 아니다.

해, 달, 별의 에너지는 각각 독특한 느낌을 지니고 있다. 대략 해의 에너지는 강렬하고, 달의 에너지는 포근하며, 별의 에너지는 청량한 느낌이 든다. 또 처음 시혈시작하는 혈자리에서 종혈끝나는 혈자리까지 길을 낼 때는 시간이 오래 걸리나 한 번 뚫은 후 여러 번 반복하면 시혈에 에너지를 모으는 순간 바로 종혈에 에너지가 모이는 것을 느낄 수 있다.

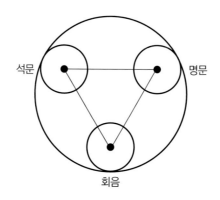

그림 3-34. 에너지트라이앵글

해, 달, 별의 에너지가 명문혈, 회음혈, 석문혈에 온전히 모이면 각각의 혈자리에서 마치 에너지센터가 만들어지는 것과 비슷한 느낌을 받을 수 있다. 그래서 해달별의 에너지가 온전히 모이게 되면 서로 다른 속성의 에너지 3개에 의해 형성된 에너지트라이앵글을 느낄 수 있다. 그리고 종국에는 이 3개의 에너지가 하나로 상합되는 것도 알 수 있다. 물론 이때의 에너지 느낌은 수련자마다 각각 다르게 전해진다. 그러므로 자신의 느낌에 충실해야 한다. 타인의 느낌과 비교하는 마음을 갖지 않도록 한다.──

───

── 에너지트라이앵글 수련을 시작한지 얼마 되지 않았을 때는 우선 해, 달, 별의 에너지를 모으는 수련을 각각 5분 정도씩만 진행하는 것이 좋다. 이들의 에너지가 매우 밝고 강렬하기 때문이다. 수련자는 시간적인 여유를 가지고 각각의 에너지에 서서히 적응해 나가야 한다. 그렇지 않고 의욕이 앞서 순간적으로 많은 에너지를 모으게 되면 몸과 마음의 명현이 강하게 오기 때문에 힘들어질 수도 있다.

## 에너지트라이앵글 복습

에너지트라이앵글 수련도 2~3달에 1번 정도는 기본적으로 복습을 해주는 것이 좋다. 물론 의무적으로 하기 보다는 즐기는 것이 좋다. 달 밝은 보름에는 달의 에너지를 모으고, 별이 밝은 날엔 별 에너지를, 의지가 필요하거나 무기력할 때는 해의 에너지를 모은다.

에너지트라이앵글 수련을 모두 마친 수련자라면 시간에 구애받지 않고 언제 어디서든 복습할 수 있다. 충분히 그만큼의 심력과 내력이 되었기 때문이다. 하늘의 세 가지 보물인 해달별과 늘 가까이 하며 살아간다는 것은 참 기분 좋은 일이다.

## 코어 에너지라인 이후의 심기운용

코어 에너지라인을 유통시키면 5혈양발의 용천혈, 양손의 노궁혈, 백회혈이 열리기 때문에 다양한 형태의 에너지를 끌어 쓸 수 있다. 더하여 에너지트라이앵글 수련을 마치면 하늘의 3가지 보물인 해달별의 에너지도 끌어 쓸 수 있게 된다. 주위에 있는 수련인들과 차를 마실 때, 옆에 있는 분의 몸이 좋지 않을 때, 그리고 힘들어하는 수련자에게 도움을 드리고 싶을 때 어떻게 하면 좋을까? 물론 앞에서 배운 허리 에너지라인, 척추 에너지라인 등을 돌리면서 그 에너지로 도움을 줄 수도 있지만, 코어 에너지라인과 에너지트라이앵글을 유통한 수련자라면 하늘, 땅, 공간, 해, 달, 별이 지닌 좋은 에너지를 바로 끌어와 도움을 줄 수 있다.

마인드디렉팅 하는 방식을 예로 들어보자. "달의 좋은 에너지를 중부 에너지센터 옥당혈로 끌어와 대주천 통로를 통해 노궁으로 보내서 차에 넣는다"라고 마인드디렉팅을 하면 달의 좋은 에너지가 그대로 끌려와 차에 들어간다. 그러면 차를 마시는 분에게 여러모로 도움이 된다. 물론 이렇게 여러 가지 좋은 에너지를 끌어서 활용하려면 어느 에너지가 인체에 어떻게 작용을 하며, 어떤 도움이 되는지 알면 알수록 좋다. 무조건 한 가지 에너지를 모든 상황에 적용한다는 것은 수련이 지닌 생명력을 제대로 활용하지 못하고 있다는 뜻이다.

무기력하고 믿음과 의지가 약한 분이라면 해의 좋은 에너지가 도움이 되며, 수련에 도움을 드리고자 한다면 하늘의 에너지천기를 백회혈로 끌어서 사용하면 좋을 것이다. 또한 건강에 도움을 주고자 한다면 그 사람의 몸 상태에 따라 다양하게 에너지를 끌어 쓸 수 있다. 간이 안 좋은 분에게 도움을 드리려면 "목성의 좋은 에너지"를, 폐가 안 좋은 분에게 도움을 드리려면 "금성의 좋은 에너지"를 끌어서 도움을 주면 된다.

코어 에너지라인을 활용한 심기운용을 확장시켜 나가려면 수련과 별개로 많은 공부를 해야 한다. 음양오행 이론, 경락경혈학, 근육과 장부 이론 등에 대한 동서양 의학의 기본 원리를 배우면 심기운용을 다양하게 발전시킬 수 있다. 또한 역사, 철학, 종교에 관해 공부를 하는 것도 많은 도움이 된다. 에너지는 곧 빛이고 근원의 마음과 밀접한 관련이 있기 때문에 마음과 관련된 모든 공부가 심기운용에 도움이 된다. 그래서 수련자는 다양한 분야의 공부를 통해 수련의 깊이와 넓이를 확장시켜 나가야 한다.

SOM #8

●

원__原

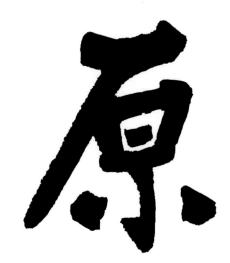

Origin

# 원(原) 시퀀스 °

**8-1, 2.** 올린 발 기준으로 남좌여우. 허리를 최대한 들어올린다.

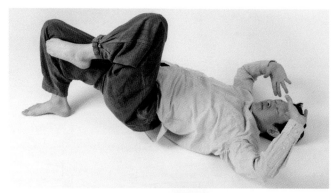

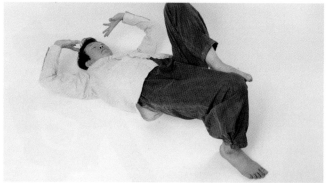

**8-3, 4.** 몸통 돌린 방향 기준으로 남좌여우.

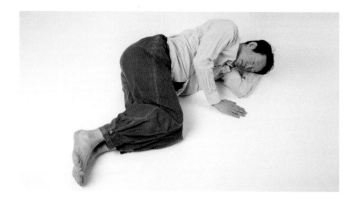

**8-5, 6.** 들어올린 손 기준으로 남좌여우. 팔꿈을 완전히 펴지 않고 살짝 구부린다.

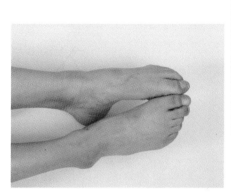 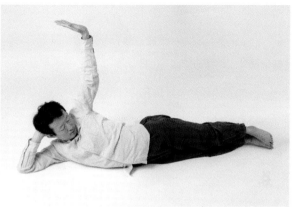

**8-7.**

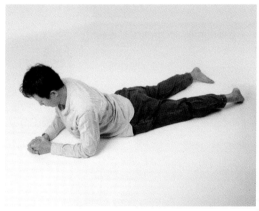 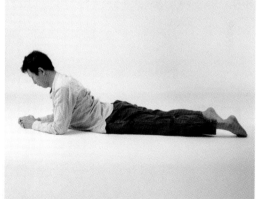

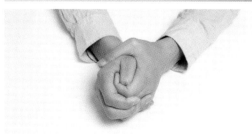

**8-8.** 머리에서 꼬리뼈까지 최대한 일직선이 되게 한다. 상체를 앞으로 **15**도 정도 기울인다.

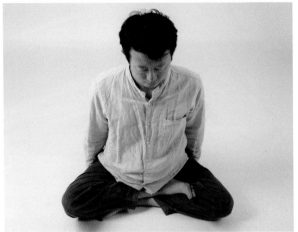 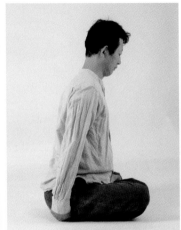

**8-9.** 몸 전체를 앞으로 **15**도 정도 기울인다.

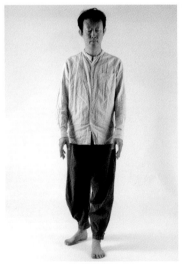 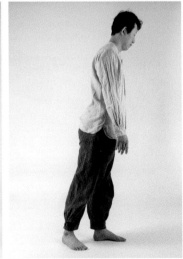

**8-10.**

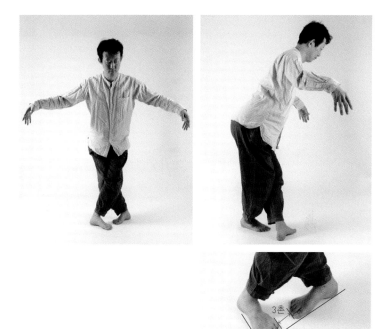

**8-11.** 하부 에너지센터가 떨릴 정도로 골반을 최대한 앞으로 내민다.

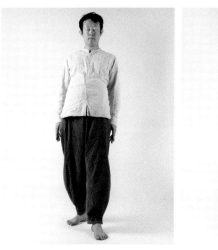
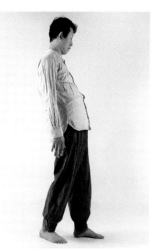

## Level 8. 에너지퓨전

Energy Fusion

선앤숨 8단계는 자신의 에너지와 천지간의 에너지가 하나로 되는 수련이다. 여기서 말하는
"자신의 에너지"를 곧 "자기 자신"이라고 다르게 표현할 수 있는데, 수련자는 에너지퓨전
수련을 통해 자기 자신이 곧 천지만물이고, 천지만물이 곧 자기 자신이라는 깨달음을 얻게
된다.

자신의 에너지와 천지간의 에너지가 에너지퓨전을 통해 하나로 되는 경험을 하게 되면 세상
을 바라보는 관점에 큰 변화가 생긴다. 물론 이러한 깨달음과 변화 또한 수련자에 따라 다르
게 나타난다. 자신의 몸이 곧 자신이라고 정의내리며 살아가는 사람들이 많다. 이들의 의식
은 몸 하나에 집중되어 있어서 늘 자신을 중심으로 타인을 규정하고 만물을 평가하려 한다.
하지만 이러한 생각을 지니고 사는 사람이 에너지퓨전 수련을 하게 되면 그 과정에서 많은
변화가 일어난다. "나 = 몸"이라고 정의 내렸던 경계가 허물어져 "나 = 천지만물"이 될 수
있다는 깨달음을 얻게 되고 주위의 사물이나 사람이 모두 "나와 다르지 않고 귀한 존재"라
는 것을 실제 수행을 통해 자각하게 된다. 에너지퓨전은 이렇게 에너지 차원에서 천지만물
과 내가 하나임을 깨우치는 수련이다.

# 선앤숨 8단계 에너지명상

에너지퓨전 수련은 크게 다음 3단계로 나뉜다.

1단계. 외부의 에너지가 피부를 통과해 하부 에너지센터에 온전히 모이는 단계.
2단계. 하부 에너지센터로 들어온 외부의 에너지가 라이트볼[하주]의 조화작용으로 승화되어 하부 에너지센터를 채우고 넘쳐 온몸에 채워지는 단계.
3단계. 온몸에 채워진 에너지가 몸을 뚫고 나가 외부의 에너지와 하나되는 단계.

## 1단계.

에너지퓨전 수련과 관련된 마인드디렉팅(부록 참조)을 한다. 기본 의식은 하부 에너지센터에 두고 의식으로 밖의 에너지를 온몸으로 끌어당긴다. 그러면 온몸으로 에너지가 유입되는데, 이때 몸 전체에 부족한 부분이 없도록 골고루 끌어당긴다. 특히 옆구리, 다리, 등, 머리 부분에서 에너지가 약하게 형성될 수 있기 때문에 해당 부위에 에너지를 의도를 갖고 채우면 된다.

온몸에 에너지가 유입될 때의 느낌은 매우 독특하게 형성된다. 보슬비처럼, 때로는 강한 바람처럼 다가오거나, 온몸에 압력감을 주면서 화끈거리는 느낌을 동반할 수도 있다. 때론 시원한 청량감으로 느껴질 수도 있다. 하지만 이러한 느낌이 있더라도 무시하고 온몸에 균일하게 에너지가 형성될 수 있도록 끌어당긴다. 그러면 끌어당긴 에너지가 피부를 뚫고 하부 에너지센터에까지 이르게 되며, 서서히 하부 에너지센터에 모이기 시작한다.

## 2단계.

외부의 에너지가 하부 에너지센터에 모이면 라이트볼의 조화 작용으로 인해 또 다른 현묘한 에너지로 변화하게 된다. 이때의 에너지는 맑은 물과 같다. 두 번째 단계에 진입해서는 의식으로 외부의 에너지를 끌어당기기 보다는, 모든 의식을 온전히 하부 에너지센터에 두어야 한다. 이미 피부와 하부 에너지센터 사이의 공간이 열려 있기 때문에 의식을 하부 에너지센터에만 두어도 자연스럽게 외부 에너지가 유입된다.

의식을 온전히 하부 에너지센터에 두면 현묘한 에너지가 에너지센터를 차고 넘쳐 온몸으로 퍼지게 되는데 이때부터는 반지름이 일정한 동심원 형태로 퍼져 나가게 된다. 현묘한 에너지가 온몸으로 퍼져 나가는 과정에서 중부 에너지센터나 상부 에너지센터 또는 신체 중에서 좋지 않은 부위에 걸리게 되는데 역시 이때에도 의식을 빼앗기지 말고 하부 에너지센터에만 둔다. 그러면 차면 넘치고, 넘치면 흘러가는 이치에 의해 수련이 서서히 진행된다.

## 3단계.

현묘한 에너지가 온몸을 채우게 되면 몸이 마치 풍선처럼 부풀어 오르는 것과 같은 에너지 느낌이 생기는데 이러한 상태가 되어도 아직 에너지퓨전 수련이 끝난 것은 아니다. 마지막 세 번째 단계가 남아 있다. 온몸에 현묘한 에너지가 모두 채워져도 오로지 의식을 하부 에너지센터에 두고 수련에 전념하면 중부 에너지센터가 힘을 받아 더욱 드러나게 되면서 상부 에너지센터 또한 자극을 받는다. 에너지퓨전을 온전히 이루는 과정에서 중부 에너지센터에 압력감이나 답답함이 생길 수 있다. 하지만 수련에 계속 매진하면 종국에는 온몸에 형성된 에너지가 순일해져 스스로 "이루었다"는 마음이 일어난다. 사실 에너지퓨전을 이루면 외부의 에너지와 자기 내부의 에너지가 하나로 되기 때문에 이전과는 다르게 평평한 그리고 평온한 에너지 느낌이 전해진다.

선앤숨 수련은 "3개의 에너지센터를 닦아 드러내는 수련"이라고 정의내릴 수도 있다. 1단계 "에너지센터 만들기"에서부터 4단계 "척추 에너지라인"까지는 하부 에너지센터가 드러나는 과정이고, 5단계 "에너지안정화"에서 7단계 "에너지트라이앵글"까지는 중부 에너지센터가 드러나는 과정이다. 그리고 8단계 "에너지퓨전"에서 13단계 "라이트퓨전"까지 상부 에너지센터가 드러난다.

수련자가 에너지퓨전을 하면 드러난 중부 에너지센터가 힘을 받게 되는데, 에너지퓨전 수련 마지막 단계에서 특히 두드러지게 나타난다. 선앤숨 수련의 모든 과정에서 일어나는 현상들을 언어로 명확히 표현하기는 힘들다. 실제 수행을 통해 그 의미를 체득하면서 확인하길 바란다. 단어 하나, 문장 한 줄에 얽매여 수련의 본질을 놓치지 말자.一二

---

一二　에너지퓨전 마지막 과정에 있는 수련자는 에너지를 느끼려 하지 말고 깨달음(심득) 또한 찾으려 하지 않아야 한다. 의식만 하부 에너지센터에 둔다. 그리고 호흡을 하고 있다는 그 하나에 마음을 두어보자.

# 에너지퓨전 수련 복습

에너지퓨전 수련을 마치고 나서는 주기적으로 복습을 해주는 것이 좋다. 특히 다음 과정인 에너지리딩, 경락 에너지라인 수련 등을 보다 효율적으로 하기 위해서는 주기적인 복습이 필요하다. 에너지퓨전 수련이 충실하게 되어야 다음 수련이 잘 되기 때문이다.

에너지퓨전 복습은 보통 2~3달에 한 번 정도 하는 것이 좋다. 에너지퓨전 수련을 해주어야 하는 중요한 때가 있다. 바로 생각이 많거나 마음이 분란할 때이다. 수련을 하는 과정에서도 마음이 고요하지 못하고 협소해지는 경우가 있는데 이때 에너지퓨전 수련을 해주면 마음이 안정되고 평정심을 찾을 수 있다. 이외에도 스스로 에너지퓨전 복습이 필요하다고 생각되면 해주는 것이 좋다.

복습을 할 때에는 10분, 20분과 같이 일정한 시간을 정해서 하기 보다는 에너지퓨전을 온전히 마칠 때까지 해주어야 한다. 그래야 에너지퓨전 수련을 통해 중부 에너지센터가 깨끗하게 정화된다. 감정은 중부 에너지센터와 관련이 있다. 그래서 마음이 분란할 때 중부 에너지센터를 잘 닦아주면 감정이 정화되어 마음의 평안을 얻을 수 있다.

에너지퓨전 수련을 마치면 다시금 호흡 수련의 핵심인 이완, 집중, 호흡을 통한 몰입을 정리하는 것이 좋다. 이완, 집중, 호흡을 통한 몰입은 수련의 단계가 바뀔 때마다 미묘하게 변한다. 특히 에너지퓨전을 마치면 천지 대자연과 자신의 에너지가 하나된 상태이기 때문에 더욱 그렇다. 하지만 이렇게 미묘하게 변화되는 핵심을 혼자서 알기 쉽지 않기 때문에 앞선 수련자의 조언을 듣는 것이 좋다. 에너지퓨전 복습을 할 때는 원 시퀀스를 하고 수련을 하면 효과적이다.

## 에너지퓨전 단계에서의 수심

수심은 매 단계마다 일어난다고 할 수 있다. 따라서 어느 단계에서 수심이 크게 일어났다고 해서 거기서 끝난 것은 아니다. 수련이 진행될수록 자신의 내력이 커지고 그만큼 마음이 닦이기 때문해 "더 깊은 곳에 있던, 자신도 알지 못했던" 밝지 않은 마음이 하나, 하나 드러나게 된다.

에너지퓨전 수련에서는 다시 한 번 크게 자신의 마음이 밝아지고 커지는 계기가 주어지는데, 에너지안정화 단계에서 힘들어 했던 수련자가 에너지퓨전 단계에서 다시 힘들어 하는 경우가 종종 있다. 에너지퓨전 단계에서의 수심 형태가 에너지안정화 수련 때와 비슷해 보이지만 그 깊이와 수준은 다르다. 에너지퓨전에서는 에너지안정화 때보다 더욱 더 "본질적인 자신의 마음"에 대한 질문을 던지게 되기 때문이다. 물론 수심은 사람에 따라 천차만별로 다르게 다가온다.

에너지퓨전 수련을 할 때 어떤 상황이 복잡하게 꼬여가거나 사람과의 관계에서 힘이 든다면, 자신이 하나의 "수심 환경" 중에 있다는 생각을 해보자. 그래서 자신이 처한 "수심 환경"을 좀 더 긍정적이고 밝게 바라보고 대처해보자. 사람들은 보통 이러한 수심 환경이 닥치면 수련을 등한시하거나 하나의 사안에 매몰되어 어떻게든 그것만 해결하려 한다. 물론 당연히 수련자는 현실에 살고 있기 때문에 자신에게 닥친 현실적인 문제를 외면할 수는 없다. 하지만 조금만 더 넓게 생각해보자. 인간의 삶에서 힘든 일은 늘 반복된다. 사람간의 갈등 또한 계속될 수밖에 없다. 인간이기에 생노병사의 큰 틀에서 벗어날 수는 없다. 하지만 에너지퓨전 단계까지 이른 수련자라면 한 발짝 뒤로 물러나 자신의 마음과 수심 환경을 관조할 수 있는 내력이 있다. 이렇게 직시와 관조를 하며 수련에 매진하면 자신에게 닥친 힘든 상황들은 시간이 지나면서 자연스럽게 해소된다. 수심 환경이 오면 오히려 수련에 대한 마음을 새롭게 하고 용맹정진해야 한다. 마음은 수련 중에 닦이기 때문이다.

수심 환경에 처해서도 수련과 성찰을 병행하면 어느 순간 자신의 마음이 시간과 공간이라는 물리적인 환경을 뛰어넘어 커져 있음을 알게 된다. 진정한 수련자와 비수련자의 차이는 여기에서 갈린다. 수련자는 불로장생을 추구하고 요술을 부리는 자가 아니다. 마음이 하나의 상황<sup>현상</sup>에 얽매이지 않는 사람, 정치, 철학, 사상, 종교, 문화 등의 틀에 구속받지 않고 관련된 주제에 대해 서로 다른 생각을 지닌 이들과도 얼마든지 자유롭게 이야기하고 마음을 나눌 수 있는 사람이 진정한 수련자라 할 수 있다. "하나로 모든 것을 꿰뚫는다一以貫之"는 말이 있다. 그렇다면 그 하나는 무엇일까?

에너지퓨전 수련은 에너지 차원에서 천지만물과 하나되는 수련이다. 이 수련을 하면서 핵심적인 에너지를 등한시하고 정신적인 깨달음을 주로 찾으려 하는 사람도 있다. 하지만 이는 에너지퓨전 수련을 대하는 올바른 태도라 보기 어렵다. 에너지퓨전은 에너지 차원에서 합일을 하는 과정이기 때문에 우선 핵심적인 수련<sup>체득</sup>에 방점을 두어야 한다. 깨달음은 이 과정에서 자연스럽게 일어나며, 수련자마다 조금씩 다르게 다가온다.

## Level 9. 에너지리딩 – 자연

Energy Reading - Nature

에너지리딩은 사물 또는 사람의 감정 에너지를 읽는 수련이다. 선앤숨 9단계에서는 자연물 또는 사물의 감정 에너지를 읽는 수련을 하고, 10단계에서는 사람의 감정 에너지를 읽는 수련을 한다.

인간의 몸에는 3개의 에너지센터가 있는데 그중 감정5욕7정을 담당하는 곳은 중부 에너지센터이다. 그래서 중부 에너지센터로 대상의 감정 에너지를 끌어서 모으면 해당 에너지센터의 메커니즘이 작동되어 감정이 읽혀지게 된다. 사물의 감정을 읽는다는 것은 곧 그 사물의 마음을 이해하는 것이다. 그래서 에너지리딩 수련자는 단순히 감정을 읽는다는 차원을 넘어 대상의 마음을 이해하고 나누는 차원까지 진입하게 된다.

## 선앤숨 9단계 에너지명상

선앤숨 9단계 에너지리딩 수련과 관련된 마인드디렉팅(부록 참조)을 한다. 이때 에너지를 읽는 대상의 이름과 기간을 구체적으로 설정해주어야 한다.

마인드디렉팅을 한 후 기본 의식은 하부 에너지센터에 두고, 대부분의 의식은 중부 에너지센터에 둔다. 그러면 대상의 에너지가 중부 에너지센터에 모이게 되는데, 때로는 강렬하게 때로는 자극적으로 전해진다. 이때 통증이 생기거나 독특한 형태의 에너지가 느껴질 수 있다.

9단계에서 하는 에너지리딩은 대상물/자연물의 감정을 읽는 수련이다. 따라서 에너지 느낌기감 이면의 감정을 읽어야 한다. 하지만 감정을 읽기에 앞서 중부 에너지센터가 충분히 드러나야 한다. 아직 경험이 부족한 수련자는 에너지리딩 수련 초반에 감정이 읽혀지면 바로 "대상의 감정이 어떠하다"는 결론을 내리는데, 이는 옳지 않다. 인내를 가지고 충분히 더 기다려야 한다. 그러면 중부 에너지센터가 마치 1단계 수련 마지막 때의 하부 에너지센터 느낌처럼 온전히 드러나게 된다. 물론 이렇게 되는 과정에서도 여러 감정이 읽혀질 수 있다. 하지만 정말로 읽어야 하는 것은 중부 에너지센터가 온전히 드러날 때 일어나는 감정이다.

중부 에너지센터가 온전히 드러나는 경지는 마치 새로운 영역이 개척되는 것과 같다. 그래서 제대로된 에너지리딩을 하기 위해서는 꾸준한 노력과 기다림이 필요하다. 하부 에너지센터가 드러날 때와 마찬가지로 중부 에너지센터가 드러나는 과정에서도 다양한 에너지 변화가 동반되는데, 이에 따라 크고 작은 명현도 함께 일어나게 된다.

중부 에너지센터를 활용하여 에너지리딩을 처음 시작하는 수련자는 가급적 대상물의 평균 감정을 읽는 수련부터 시도하는 것이 좋다. 예를 들어 "12월 한 달 평균 감정을 알아본다"와 같이 일정한 기간을 설정하여 평균 감정을 알아보고, 이것이 잘 되면 현재 감정, 또는 세부적인 감정을 알아보자. 에너지리딩 수련 초반에는 산의 에너지를 끌어서 읽는 것이 좋다. 지리산이나 태백산, 오대산 등 여러 산의 감정을 중심으로 읽어보고 익숙해지면 집과 마을, 도시, 나라의 감정을 읽거나 강과 바다 등의 감정도 읽어보자. 큰 대상의 평균적인 감정이 잘 읽혀지면 좀 더 작고 구체적인 사물, 예를 들어 자신이 사용하는 연필이나 가방, 책상과 의자 등의 감정을 읽어보자.

처음에는 여러 개의 산을 읽는 것보다는 시간적 여유를 갖고 하나의 산을 집중적으로 충분히 읽는 연습을 해야 한다. 하나의 대상물을 시간 차이를 두고 여러 번 읽어 그 결과를 비교해 보는 것이 좋다. 보통 수련 초기에 산 하나의 감정을 읽는 시간이 30~40분 정도 걸리는데 이는 수련자마다 편차가 있다. 대상물의 에너지를 읽을 때 중요한 점은 자신의 선입관을 배제하는 것이다. 선입관과 잡념 없이 고도의 의식 집중을 해야 한다. 지금까지의 수련과 마찬가지로 에너지리딩 수련도 여러 번 계속 반복하게 되면 대상물의 감정을 읽는 속도가 빨라진다. 그래서 결국 2분 안에 원하는 대상물의 감정을 온전히 읽을 수 있을 정도로 숙달되어야 한다.

자연에 있는 다양한 대상 사물의 감정 에너지를 읽는 수련을 통해 수련자는 천지만물을 깊이 이해하게 된다. 무심히 지나쳤던 산과 들, 그리고 아무 생각 없이 사용했던 연필들이 사실은 마음<sup>감정</sup>을 가지고 있다는 사실을 알게 된다. 또 이들이 에너지 차원에서 "살아 있는 에너지 유기체"이며 인간과 더불어 살아가는 존재임을 수련을 통해 깨우치게 된다. 이는 참으로 큰 체득이다. 호흡 수련을 통해 수련자의 경지가 이 정도까지 올라섰다면, 여기에 오기까지 참고, 인내하고, 노력한 자신에게 진심으로 감사한 마음을 지녀도 좋다.

가끔은 대상물의 감정을 읽는 것을 넘어 용사해 볼 필요도 있다. 용사用事란 그동안 쌓은 수련의 힘을 활용해 세상과 교류하고 소통하는 일이다. 예를 들어, 읽은 A 산의 감정이 매우 슬프고 답답하다면, "소주천을 같이 돌리면서 A 산의 기운을 정화시켜 기분을 좋게 만든다"와 같은 마인드디렉팅을 하고 수련해 보자. 그리고 나서 다시 한번 더 A 산의 감정을 읽은 다음 그 변화 정도를 알아보면 좋은 공부가 된다. 수련 단계가 높아지면서 더불어 용사 능력이 커지면 커질수록 수련자가 세상을 이롭게 할 수 있는 에너지 차원의 소통력 또한 커진다. 단지 개인적인 수련의 경지를 높이는 것을 넘어 자신이 얻은 수련의 힘을 통해 세상 만물을 이롭게 만들 수 있다는 사실을 깨우치고, 이를 용사하는 것은 참으로 기분 좋고 밝은 일이다.

"무심히 기다리는 미학"은 선앤숨 수련에서 체득해야 할 핵심 중 하나이다. 마음을 차분히 하고 의식을 중부 에너지센터에 두고 마인드디렉팅을 건 후 무심히 기다려 보자. 그리고 에너지가 드러나면 그것을 인정하고, 감정이 일어나면 또 그 감정을 인정한다. 이후의 수련도 마찬가지다. 결과에 마음을 뺏기면 충분히 기다리지 못하게 된다. 그러면 조급한 마음이 생겨 호흡 수련의 참된 결실을 얻기 힘들다.

수련자는 자연과 인간의 에너지<sub>감정</sub>를 읽는 과정에서 무심히 기다리는 미학을 체득해야 한다. 이런 수련은 매우 중요하다. 현재 자신의 정기신 상태<sub>몸, 에너지, 마음</sub>를 인정하고 내려놓고 수련에 따라 변화하는 에너지도 무심하게 느끼는 것. 그리고 있는 그대로 받아들이고, 진행되는 결과를 인정하는 것. 이런 연습을 할 수 있는 매우 좋은 수련이 바로 에너지리딩 수련이다.

수련자는 에너지리딩 수련을 통해 감정을 읽는 능력을 기른다는 단편적인 수준을 넘어서 "무심히 기다리는 미학"을 체득해야 한다. 사실 이러한 체득은 라이트바디 수련 이후 모든 과정의 핵심이다. 라이트바디 수련에 가서 이러한 것을 체득하려면 힘이 든다. 그래서 기본 과정에서 "무심히 기다리는 미학"을 확실히 마스터하자.

SOM #9

●

심＿心

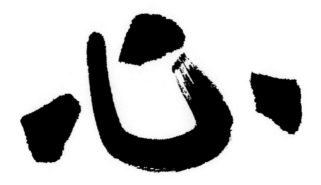

Heart

# 심(心) 시퀀스 °

**9-1.** 머리에서 꼬리뼈까지 최대한 일직선이 되게 한다.

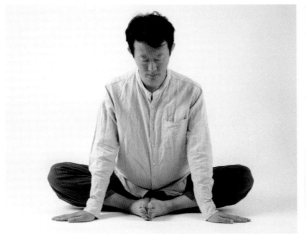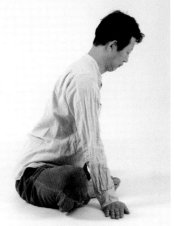

**9-2.** 눈을 뜬다. 목의 힘을 모두 빼서 뒤쪽으로 늘어뜨린다.

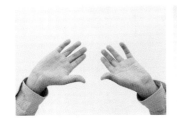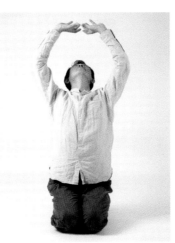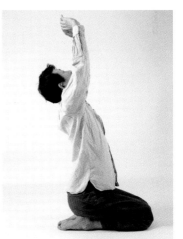

**9-3, 4.** 들어 올린 손 기준으로 남좌여우. 눈을 뜬다.

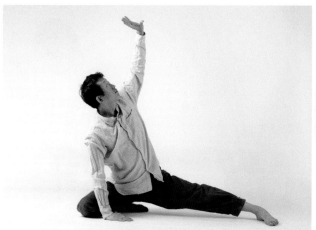 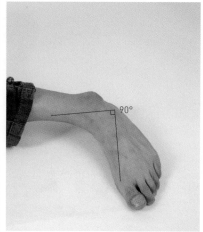

**9-5.**

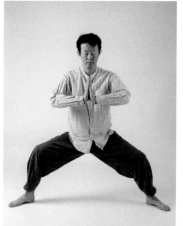 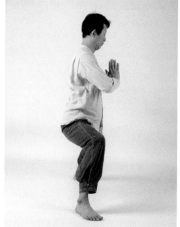

**9-6, 7.** 몸통 회전 방향 기준으로 남좌여우.

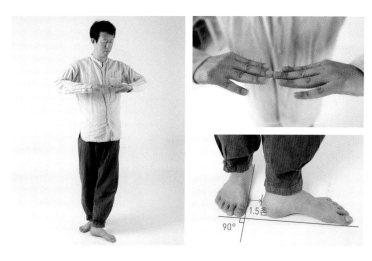

**9-8, 9.** 들어 올린 발과 몸에서 멀리 떨어진 손 기준으로 남좌여우. 눈을 뜬다. 머리에서 꼬리뼈까지 최대한 일직선이 되게 한다.

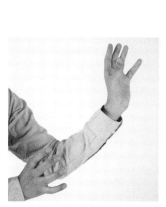
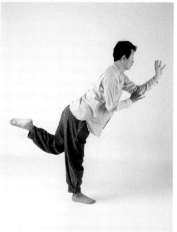
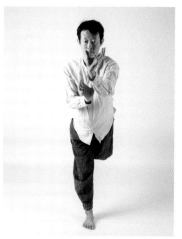

**9-10.** 하부 에너지센터를 앞으로 지그시 내민다.

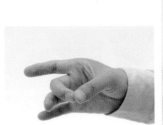

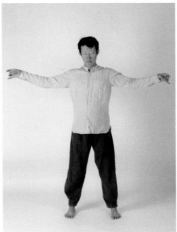

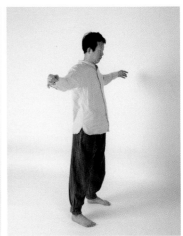

**9-11.** 하부 에너지센터를 앞으로 지그시 내민다.

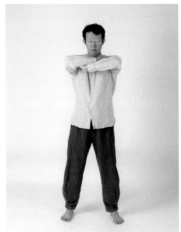

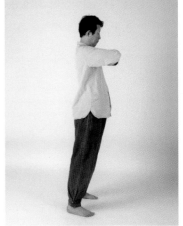

# Level 10. 에너지리딩 – 인간

Energy Reading - Human

천지만물엔 에너지가 함유되어 있으며 그 에너지는 독특한 감정으로 표현된다. 선앤숨 9단계에서는 자연에 존재하는 대상 사물의 에너지를 감정으로 읽는 연습을 했다. 10단계는 인간의 감정을 읽는 수련이다. 자연물의 에너지감정는 고정되어 있어서 잘 변하지 않는다. 하지만 인간은 다르다. 하나의 감정에도 겉의 감정과 속의 감정이 다르며, 시시각각 그 감정 또한 변한다. 10단계에서 하는 에너지리딩은 이렇게 중층적이고 입체적인 인간의 감정을 읽는 수련이다. 수련자는 자연물과는 다른 인간의 다양하고 복잡한 감정을 읽는 과정에서, 인간에 대한 이해를 한층 높게 된다.

# 선앤숨 10단계 에너지명상

수련방법은 자연물 에너지리딩과 동일하며 대상만 사람이다. 10단계 수련과 관련된 마인드 디렉팅(부록 참조)을 하고 차분히 의식을 중부 에너지센터 옥당에 두고 기다리면 된다.

수련을 하면 중부 에너지센터가 드러나기 시작하며 하나의 감정이 나타나고, 더 진행되면 그 감정이 사라지고 또 다른 감정이 나타난다. 그래서 사람의 감정을 읽는 수련 초기에는 변화하는 그 감정의 특성 때문에 에너지리딩에 혼동이 올 수 있다. 물론 하나의 단일한 감정이 끝까지 지속되는 경우도 있기 때문에 수련의 핵심을 놓치지 않으면 10단계 수련 또한 어렵지 않게 즐길 수 있다. 수련자는 앞 단계와 마찬가지로 중부 에너지센터가 온전히 드러나는 것을 기준으로 삼아야 한다. 그래서 중부 에너지센터가 온전히 드러날 때 읽혀지는 감정을 정하면 된다.

사람의 감정은 "겉감정"이 있으며 또 깊은 "속감정"이 있다. 내가 타인에 대해 품는 감정이 있고 다른 이가 또 다른 이에게 품고 있는 감정도 있다. 또 특정 집단의 감정과 과거 어느 시점에 살았던 특정 인물의 감정도 있다. 그래서 사람의 감정을 읽는 수련을 할 때는 대상에 맞는 구체적인 마인드디렉팅을 해야 하며, 다양한 형태로 시도해보는 것이 좋다.

선앤숨 10단계는 사람의 감정을 읽는 수련이기 때문에 이 단계에 이른 수련자는 감정에 대해 조금 더 깊이 있게 연구해 보아야 한다. 그래야 깊이 있고 다양한 에너지리딩을 할 수 있다. 다양하게 시도하여 2분 이내에 대상의 감정을 읽을 수 있도록 하자. 一三

---

一三 사람의 감정을 읽는 수련을 할 때는 장난으로 하거나 좋지 않은 의도를 가지고 시도하는 것은 옳지 않다. 바른 마음을 가지고 수련에 임해야 선입관이 개입되지 않은 정확한 결과를 얻을 수 있다

## 마음, 감정, 생각

마음은 "근원의 빛", 또는 "근원의 자기 자신"이다. 이 근원의 빛은 정기신 시스템을 지닌 인간과 연결되어 있는데, 중부 에너지센터 메커니즘에 의해 오욕칠정이라는 감정으로 "표현"된다. 대우주에는 오욕칠정이 화化 한 빛이 있을 뿐 감정은 없다. 감정<sup>오욕칠정</sup>은 그래서 인간만이 지니고 있는 특권이라고 할 수 있다. 一四 다양한 분야의 저명한 과학자들에게 감정, 생각, 마음이 단지 "전기화학적 신호" 그 이상은 아닐 수도 있다. 하지만 선앤숨 수련을 통해서 바라보는 마음, 감정, 생각은 이와 다르다.하지만 오욕칠정의 감정은 인간의 현재 몸과 의식에 너무 밀착되어 있어서 진정한 마음과는 조금 괴리가 있다. 인간은 자신이 자란 환경과 지금까지 받은 교육, 그리고 자신이 처한 한계상황에 의해 조건화되어 있기 때문에 감정 또한 그 프레임 안에서 영향을 받는다. 이로 인해 인간은 늘 근원의 마음과 현재의 인간적인 감정 사이에서 혼란을 겪으며 살아간다. 이러한 관점에서 에너지리딩 단계의 수련자가 읽은 "겉감정"은 인간적인 감정이지만, "속감정"은 보다 근원의 마음과 관련된 감정이다.

마음은 바다에 비유해 볼 수 있다. 바다는 늘 변화한다. 어떤 때는 바다 위에서 파도가 크게 일어나며 또 어떤 때는 잔잔하다. 때로는 파도가 변하여 토네이도처럼 바뀔 수도 있다. 이렇듯 바다가 파도를 통해 다양하게 변화된 모습을 감정에 비유해 볼 수 있다. 감정이 자극받아 화가 난 것은 바다 위에 토네이도가 휘몰아치는 형국으로 볼 수 있으며, 고요하고 안정된 감정은 파도가 일어나지 않는 잔잔한 바다의 모습에 비유할 수 있다. 태풍이 불어 바다가 심하게 요동친다고 생각해 보자 이 상황이 1~2분 이내에 없어지지는 않는다. 풍랑이 심하게 치

---

一四 마음이란 뇌과학 관점에서 보면 "전기화학적 신호의 집합체"이다. 생리학자들은 감각기관을 통해 받아들인 감각자료가 신경계에 저장되고, 처리되어, 종합된 결과물이 마음이라고 여긴다. 진화생리학자들은 호모 사피엔스(Homo Sapiens) 이전, 현생 인류의 조상이 동물로 살고 있을 때부터 신경계가 주변 환경과 다양하게 상호작용하여 형성된 신호들이 복잡하게 얽히고 섥켜 마음을 형성하고, 이 마음에서 다양한 생각이 일어난다고 "생각" 한다. 제임스 왓슨(James D. Watson)과 함께 DNA의 나선 분자 구조를 밝힌 공로로 노벨상을 받은 분자생물학자 프랜시스 크릭(Francis H. Crick)은 『놀라운 가설(The Astonishing Hypothesis)』이란 책에서 다음과 같은 말을 한다. "놀라운 가설이란 바로 '여러분', 당신의 즐거움, 슬픔, 소중한 기억, 야망, 자존감, 자유의지 이 모든 것들이 실제로는 신경세포의 거대한 집합 또는 그 신경세포들과 연관된 분자들의 작용에 불과하다는 것이다."

는 경우 잔잔하게 가라 앉으려면 적어도 여러 날이 걸린다. 감정도 마찬가지다. 한번 특정한 감정이 크게 일어난 후 바로 다른 감정으로 바뀌는 일은 잘 일어나지 않는다. 감정이 변화하기 위해서는 변화의 동기가 필요하며, 시간도 오래걸린다.

생각이란 마음이 순간적으로 일어났다가 사라지는, 마치 바다의 거품과도 같은 것으로 비유해 볼 수 있다. 생각은 감정과는 다르다. 생각이 변화되는 데는 감정처럼 오랜 시간이 걸리지 않는다. 또 특별한 변화의 동기도 필요로 하지 않는다. 그러나 결국 파도칠 때 생기는 하얀 거품생각이나, 잔잔했다 솟구쳤다 하는 변덕스러운 물살감정은 바다에서 일어나는 현상으로, 그 근원은 바다마음이라고 할 수 있다. 그래서 생각이 끊임없이 일어났다 사라지거나, 감정이 다양하게 바뀌는 것은 모두 마음의 변화무쌍한 작용으로 볼 수 있다.

하지만 파도와 물거품을 바다라고 정의할 수 없듯, 생각과 감정이 바로 마음은 아니다. 따라서 마음을 알아가는 과정에서 생각과 감정 그 자체에만 매몰되면 근원의 마음은 영영 알기 쉽지 않다. 마음을 닦고, 마음을 알며, 근원의 마음 그 자체가 되기 위해서는 본질적인 호흡 수련을 해야 한다. 그래야 생각과 감정을 넘어 근원의 마음을 알 수 있는 길이 열린다.

## 수련을 하는 이유와 목적

"몸이 아파서 고쳐보려고 수련을 합니다."

"마음이 괴로워서, 수련을 하면 괴로움이 줄어들지 않을까 해서 수련을 해요."

"사는 게 너무 싫어서, 수련을 하면 삶이 나아지지 않을까 해서 하게 되었어요."

수련을 하는 이유와 목적이 처음부터 명확한 사람도 있고, 그냥 인연이 되어 하다보니 단계가 진행되어 여기까지 오게 된 사람도 있다. 수련이 한 단계 한 단계 진행되면서 수련을 하는 이유와 목적이 새롭게 정립되는 사람도 있고, 여전히 수련 단계와 상관없이 순간순간을 즐기면서 수련하는 사람도 있다. 하지만 보통 수련을 꾸준히 하다보면 시간이 지남에 따라 스스로 수련을 하는 이유를 묻게 되고, 그 목적을 세우게 된다. 웰빙을 목표로 하는 사람, 에너지와 경락에 대해 깊게 탐구하고 싶은 사람, 몸의 건강이 호전되는 것을 넘어 마음의 평온과 존재의 이유를 찾는 탐험의 길까지 걷고 싶어하는 사람이 생기게 마련이다.

"왜 수련을 하는가?"에 대한 질문에 대해 스스로 생각해보고 목표를 세우는 것은 의미 있는 일이다. 하지만 이보다 더 중요한 것은 "질문을 한다는 그 자체"이다. 대답이 어떠하든 자신만의 질문이 있다는 그 자체가 바로 수련의 목적과 방향을 잘 잡고 있다는 증거이다. 목적과 방향이 없으면 방황하게 된다. 망망대해에서 어디로 갈지 모르는 배에 탔다고 상상해보자. 참으로 답답하고 위험한 상황이다. 호흡 수련도 마찬가지다. 이유와 목적이 다양하게 있는 것보다 그러한 "질문"을 한다는 것 그 자체가 중요하다.

수련을 꽤 오래하고 있는데도 수련을 하는 이유가 명확하지 않은 사람들이 의외로 많다. 수련 목표가 애매모호한 수련자는 그 수련이 더딜 뿐만 아니라 수련 과정에서 형성되는 에너지 또한 약하고 밝지 못하다. 수련자의 마음이 불분명하고 밝지 못하니 역시 불분명하고 밝지 못한 에너지가 형성되는 것이다. 목표가 명확하지 못한 수련자는 수련 내면에 관심을 집중하지 못하고 자꾸 외부로 눈을 돌려 자신의 밝지 못한 마음을 표출하는 비율이 높아진다. 결국 수련 안에서, 자기 안에서 답을 구하지 못하니 수련자 주변의 지인이나 가족을 불편하게 만들게 된다.

수련의 이유와 목적은 늘 변화한다. 맨 처음 설정해 놓았던 수련 방향이 계속되지도 않는다. 그래서 수련자는 부단히 자신이 수련을 하는 이유에 대해 생각해 보는 것이 좋다. 그래야 중간에 방황하는 일이 없다. 수련은 변화이다. 수련을 통해 자신의 몸, 에너지, 마음이 늘 변한다. 그래서 중요한 것은 몸, 에너지, 마음, 즉 정기신의 주체인 자신이 중심을 잡고 방향을 잡는 것이다. 항상 변화하는 것이 마음이다. 아침의 마음과 저녁의 마음도 다르지 않은가? 수련을 처음 시작했던 때의 간절한 마음이 시간이 지남에 따라 매너리즘에 빠지거나 다른 마음이 생겨날 수 있다. 처음 설정한 목적을 달성했으니 다른 것을 해보고 싶은 마음이 들기도 한다. 이 마음도 나쁘지는 않다.

새로운 것을 끊임없이 추구하는 태도는 나쁘지 않다. 하지만 중간에 수련을 놓게 되면 정작 중요한 자기 자신을 놓치게 된다. 지금 하고 있는 과정 이후에도 놀랍고 재미있는 수련이 기다리고 있다. 지금까지 전혀 경험해보지도, 가보지도 못했던 세계가 기다리고 있다. 상상해보자. 엄청나게 오랜 세월 동안 자신을 만나기 위해 기다리고 있는 세계, 그리고 찬란한 빛들을.

이 단계까지 이르렀다면 자신의 수련 이유와 목적을 다시 성찰해보자. 새롭게 마음을 세팅한 후 재밌고도 놀라운 수련의 세계를 여행자의 마음으로, 그리고 그 여행의 주인공이 되어 자유롭게 즐겨보자.

# Level 11. 경락 에너지라인

Meridian Energy Line

경락 또는 경맥 이론과 관련해 현재 확인 가능한 가장 오래된 문헌은 1972년 중국 장사長沙 마왕퇴馬王堆 서한고묘西漢古墓에서 출토된 「족비십일맥구경足臂十一脈灸經」과 「음양십일맥구경陰陽十一脈灸經」이다. 죽간과 비단에 쓰여진 옛 문헌이지만 어쨌든 현존하는 최고의 경맥 자료임에는 틀림이 없다. 이 마왕퇴 고분이 약 2100년 전에 건설되었다는 사실을 감안해보면, 이미 한漢 나라 이전부터 경락 이론이 존재했음을 알 수 있다.

경락은 고도의 호흡 수련을 하지 않고 단지 인체 해부만으로 알 수 있는 시스템이 아니다. 물론 현대의 12정경과 기경8맥 이론과는 상이한 점이 있지만, 마왕퇴 출토 텍스트를 볼 때 경락을 감지하고 깨우는 수련이 이미 오래 전부터 존재했었다는 사실은 부인하기 어렵다.

인체에는 좌우 12개의 경락과 8개의 맥이 있다. 이를 각각 12정경十二正經과 기경8맥奇經八脈이라 한다. 선앤숨 4단계에서 임맥과 독맥을 유통시키는 척추 에너지라인 수련, 6단계에서 코어 에너지라인을 유통시키는 수련을 했다면, 11단계에서는 12정경과 기경8맥을 에너지로 유통시키는 수련을 한다. 경락 에너지라인 수련을 마치면 온몸의 경락이 에너지로 가득차게 되는데 이를 전신주천全身周天이라고도 한다.

경락 에너지라인 수련을 하부 에너지센터하단전의 에너지를 해당 경락의 시혈始穴에 끌어와서 모으면 넘쳐흐르는 에너지를 돌리는 것으로 잘못 알고 있는 사람들이 있다. 이는 바른 견해가 아니다. 경락 에너지라인 수련은 천지간의 에너지진기를 바로 해당 시혈에 모으며 시작된다. 지금까지의 수련으로 인해 선앤숨 11단계에 이른 수련자는 하부 에너지센터의 에너지를 시혈로 끌어와서 경락을 뚫지 않고, 천지간의 에너지를 해당 경락의 시혈에 모아서 수련을 해도 경락을 유통시킬 수 있는 내력과 심력을 갖춘 상태이다.

## 선앤숨 11단계 에너지명상

전신의 경락을 에너지로 유통시키기 위해서는 코어 에너지라인 수련에서 익혔던 의식 활용 기법을 온전히 체득해야 한다. 코어 에너지라인 단계에서는 기본 의식을 하부 에너지센터에 놓고 대부분의 의식은 흘러가는 에너지에 두면서 그때의 에너지를 따라가는 형태로 수련을 진행하였다. 이때는 하부 에너지센터에 모인 에너지로 코어 에너지라인을 유통시키는 수련을 하였다. 하지만 경락 에너지라인 수련에서는 의식을 시혈에 두어야 한다. 의식을 시혈에 두면 천지간의 에너지진기가 바로 시혈에 모이게 되고, 모두 차면 넘치게 되는데, 그렇게 넘쳐 흐르는 에너지를 의식으로 따라가면 된다.

의식을 시혈에 두고 흘러가는 에너지의 느낌기감을 그대로 따라가는 수련은, 마치 가운데가 비어있는 고무호스에 물을 채워 넣으면 물이 그 호스를 통해 흘러가는 것과 유사하다. 시혈에 놓인 의식에 의해 에너지가 고무호스에 공급된다면, 이 호스를 통해 흘러가는 물은 에너지이다. 고무호스를 통해 물이 흘러가도 호스 입구에서는 물이 계속 공급되어야 한다. 그래야 고무호스 끝까지 물이 흘러가게 된다. 마찬가지로 경락 에너지라인 수련을 할 때 대부분의 의식이 에너지를 따라간다 할지라도 약간의 의식은 늘 시혈에 있어야 한다. 그래야 에너지가 시혈을 지나 아주 천천히 경락을 따라가기 시작한다.一五

경락이 지나가는 중간엔 경혈이 존재한다. 허리 에너지라인, 척추 에너지라인을 유통시키는 수련을 하면서 이미 경험을 했겠지만, 12정경과 기경8맥도 중간중간 막힌 경혈이 존재한다. 특정 경혈에서 에너지가 제대로 흘러가지 않으면 의식을 막힌 경혈에 가만히 두고 뚫릴 때까지 계속 호흡을 한다. 그러면 의식의 힘에 의해 에너지가 더욱 모이게 되고, 모이면 흘러넘치게 된다. 이러한 방식으로 시혈에서 종혈終穴까지 경락을 유통시킨다.


## 1) 12정경 유통

모든 경락에는 시작하는 혈자리인 시혈과 마치는 혈자리인 종혈이 있다. 그래서 수련자는 수련에 앞서 해당 경락의 시혈과 종혈을 명확하게 인식해야 한다. 특히 시혈은 매우 중요하다. 시작점이 애매모호하면 경락의 흐름 자체가 불분명해질 수 있기 때문이다. 부록 4에는 경락 에너지라인 수련에서 유통시켜야 하는 모든 에너지라인과 시혈, 종혈 그림이 순서대로 자세히 그려져 있다. 기경 중 3맥인 대맥, 독맥, 임맥은 이미 3, 4단계 수련에서 유통하였다.

---

一五 경락 에너지라인 수련자는 수련 과정 중에도 하부 에너지센터에 충만하게 에너지모으기를 하는 수련과 더불어 지나온 모든 수련을 충실히 복습해야 한다. 경락 에너지라인이 제대로, 그리고 효율적으로 유통되기 위해서는 앞단계 수련이 확실한 초석을 이루고 있어야 한다.

12정경 유통 순서는 다음과 같다.

폐경 → 대장경 → 위경 → 비경 →
심경 → 소장경 → 방광경 → 신경 →
심포경 → 삼초경 → 담경 → 간경

정경은 모두 좌우 한 쌍으로 존재하기 때문에 남녀 모두 왼쪽부터 시작하며 왼쪽이 완성되면 오른쪽을 유통시킨다. 그래서 한 경락이 완성되면 다른 경락으로 넘어간다. 경락 에너지라인 수련자는 한 경락, 한 경락이 유통되어 나갈 때 각 경락이 몸과 마음에 어떤 영향을 미치는지 탐구해보자.

경락 에너지라인 수련을 완성하기까지는 많은 시간이 걸린다. 그렇기 때문에 다른 어떤 단계보다 인내심이 요구된다. 12정경 좌우로 모두 24개의 경락을 유통시키고, 대맥, 독맥, 임맥을 제외한 나머지 기경 5맥 좌우로 모두 10개의 경락을 유통시키면, 총 34개의 경락을 닦는 수련을 해야 한다. 정경이 끝나면 정경 2분 유통 수련과 기경이 끝나면 기경 2분 유통 수련을 해야 하며, 모든 경락이 끝나면 경락 에너지라인 전체 2분 유통 수련을 해야 한다.

인체의 모든 경락이 유통되는 과정에서 해당 경락과 밀접한 관련을 맺고 있는 장부 시스템도 크게 닦이며 정기신 전체가 끊임없이 변하게 된다. 그러니 경락 에너지라인 단계에 이른 수련자는 이 긴 수련 기간 동안 인체의 정기신 원리와 경락 이론뿐만 아니라 다양한 형태의 몸, 마음, 에너지 공부를 함께 하며 즐기면서 해야 오랜 시간이 걸리는 수련에 지치지 않게 된다.

이미 지나온 경락은 의식을 2개로 나누어서 동시에 유통시켜보자. 예를 들어 폐경의 좌우 시혈에 의식을 두고 기다리는 방법으로 수련을 해보자. 의식을 폐경의 시혈인 좌우 중부혈에 동시에 두고 차분히 기다리면 좌우 폐경이 동시에 유통된다. 이때는 하나를 유통시킬 때보다 에너지가 강하게 형성되지는 않지만 2개가 같이 동시에 유통되는 것을 확인할 수 있다.

12정경이 모두 완성되고 좌우 2경락 동시 유통도 잘되면 이제는 12정경 전체를 2분 안에 유통시키는 수련을 한다. 12정경 전체 2분 유통 수련을 할 때는, 의식을 전체 시혈에 두고 한꺼번에 유통시킨다. 이때는 하나 또는 두 개의 경락을 유통시킬 때처럼 경락을 의식으로 따라가지는 않는다.

## 2) 기경8맥 유통

12정경이 끝나면 기경8맥을 유통시킨다. 인체는 12개의 경락이 음경락 양경락으로 나뉘어 흐르고 있으며 이 주된 경락을 연결하여 보완하고 더욱 완성시키기 위한 8개의 기이한 경락, 즉 기경이 흐르고 있다. 12정경이 고속도로라면 기경8맥은 그 고속도로를 연결하는 주변의 간선도로에 비유할 수 있다.

기경8맥도 음양 원리에 따라 좌우로 나누어져 있다. 원래 기경8맥은 8개지만 앞서 3, 4단계 수련에서 대맥, 독맥, 임맥을 모두 유통하였기 때문에, 기경8맥 과정에서는 8개 중 이 3개의 맥을 뺀 5개의 맥만 유통시키면 된다.

기경5맥의 유통 순서는 다음과 같다.

양교맥 → 음교맥 → 양유맥 → 음유맥 → 충맥

유통하는 방법은 12정경과 같다. 기경5맥 각각을 모두 유통시킨 다음엔 기경8맥 전체 유통 수련을 한다. 이것 또한 온전히 되면 이제는 12정경과 기경8맥을 동시에 유통시키는 "전체 2분 유통 수련"을 한다.

## 경락 에너지라인 복습

경락이 차례로 유통되면 복습이 관건이다. 이미 지나온 경락은 하루에 한 번 정도는 유통시켜 주길 권한다. 하지만 복습을 해야 할 경락이 많은 경우는 한 경락, 한 경락 순서대로 의식을 실어 유통시키려면 시간이 너무 많이 걸린다. 그래서 이때에는 좌우 경락에 의식을 분할하여 유통시키는 것이 좋다. 그리고 12정경을 모두 마치고 경락을 하나씩 유통시키기에 시간이 많지 않은 경우엔 의식을 시혈에만 두고 하는 "전체 2분 유통 수련"을 해주면 된다. 이런 식으로 해나가면 충분하게 복습을 할 수 있다.

경락 에너지라인 수련은 이후 수련의 근간이 되기 때문에 모든 경락이 잘 닦여 있어야 한다. 닦아야 할 경락이 많다고 해서 시혈에만 의식을 두고 짧게 전체 2분 유통 수련만 해주면 상대적으로 경락의 에너지가 약해질 수 있다. 따라서 매일 전체 2분 유통 수련을 하고 있는 수련자라 할지라도 계획을 세워서 한 경락을 집중적으로 닦는 수련을 해주어야 한다. 이때는 의식을 온전하게 하나로 실어서 한 경락씩 유통시켜야 한다. 그래야 이후 수련이 힘을 받아 잘 진행된다. 경락 에너지라인 수련을 충실히 해온 수련자라면 다음 단계에서 체계적인 복습의 성과를 확연히 느낄 수 있다.

기본적으로 폐경은 매일 유통시켜주는 것이 좋다. 폐경 자체가 인체의 에너지를 담당하고 정화시켜주는 힘이 크기 때문에, 폐경이 잘 닦여 있으면 다른 경락을 유통시키는 데에도 많은 도움이 된다. 폐경을 의식으로 잘 닦아 놓은 상태에서 다른 경락 복습을 하거나 또는 자신의 현재 단계 경락을 유통시키는 것이 좋다.

SOM #10

을__乙

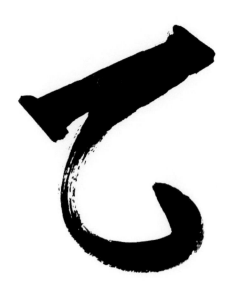

Bird

# 을(乙) 시퀀스 °

**10-1.** 머리에서 꼬리뼈까지 최대한 일직선이 되게 한다. 엉덩이를 든다.

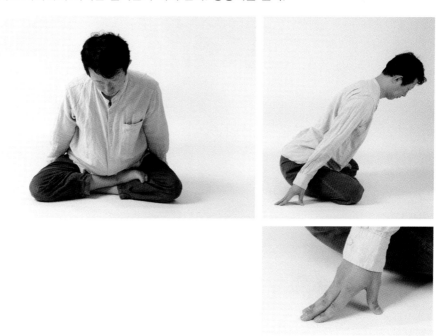

**10-2, 3.** 목을 잡는 손과 위에 올린 발 기준으로 남좌여우.

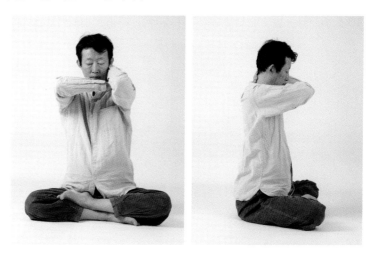

**10-4.**　　　　　기본 자세

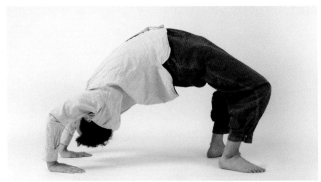

대체 자세

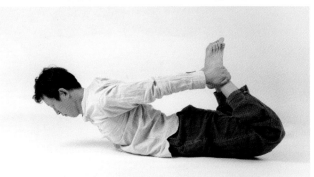

**10-5, 6.** 뻗은 발 기준으로 남좌여우. 허리를 최대한 바르게 편다.

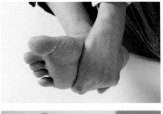

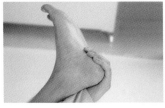

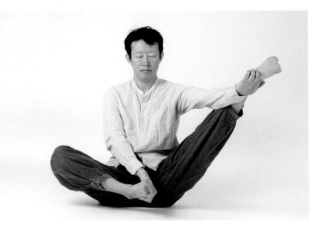

**10-7.** 등이 구부러지지 않게 바르게 편다. 얼굴이 지면과 수평이 되게 한다.

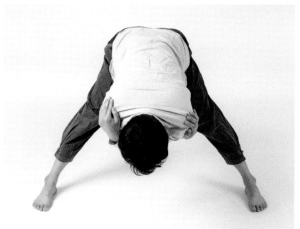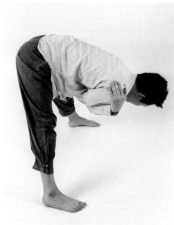

**10-8.** 하부 에너지센터를 앞으로 지그시 내민다.

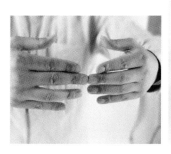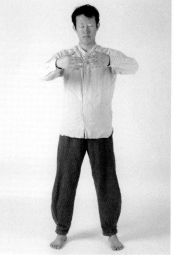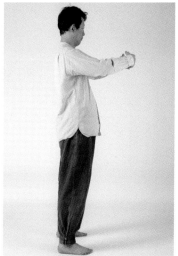

**10-9.**

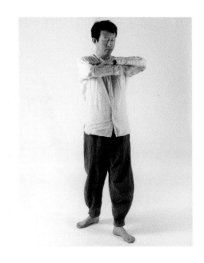

**10-10.** 머리에서 꼬리뼈까지 최대한 일직선이 되게 한다.

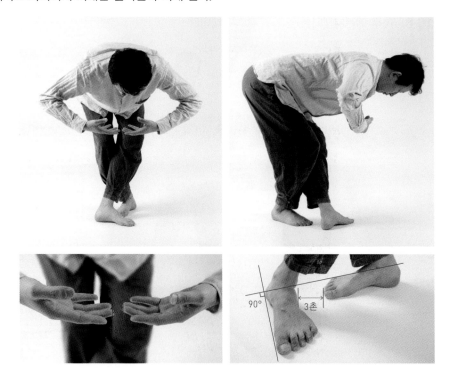

**10-11.** 하부 에너지센터를 앞으로 지그시 내민다.

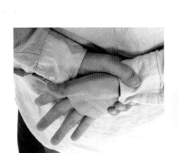
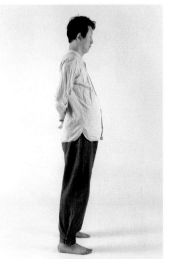
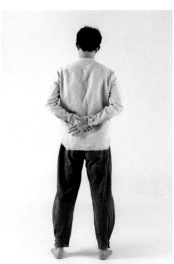

仙般若

# 길

누구나 가는 길은 아니더이다.
가다가 다 못 가도 가는 만큼은 내 길이더이다.
같이 가는 사람이 있어 더 좋은 길이더이다.

# STEP 3

# Level 12. 에너지볼

Energy Ball

중국 동한東漢 시대 위백양魏伯陽이 지었다는『참동계參同契』, 당唐 나라 때 여동빈呂洞賓이 지었다고 전해지는『태을금화종지太乙金華宗旨』, 청나라 때 유화양柳華陽이 지은『혜명경慧命經』, 조선 시대 퇴계 이황의『활인심방活人心方』과 북창 정염의『용호비결龍虎秘訣』등과 같은 옛 서적엔 호흡명상 수련과 관련된 용어가 다수 등장한다. 소주천, 대주천, 전신주천, 채약採藥, 원신元神 양신陽神 등과 같은 용어가 바로 그것이다.『황제내경』과『동의보감』에도 진기와 생기, 정기신, 삼단전, 경락과 경혈 이론이 등장한다. 다양한 선仙 또는 단丹 수련 단체들이 쓰는 용어들이 서로 비슷한 이유가 바로 여기에 있다. 一六

---

一六  에너지볼이라고 하면 보통 "둥그런 공"의 형태나 "구슬"을 생각한다. 12단계 수련 과정에서는 "볼"이라는 용어를 쓰지만 이는 방편적인 표현일 뿐 실제로 그 볼이 둥글거나 구슬 형태를 띈다고 보긴 어렵다. 수련자는 용어에 얽매이지 말고 체득을 통해 그 본질을 꿰뚫어 볼 수 있는 "눈"을 길러야 한다.

선앤숨 수련 또한 이러한 책들에 등장하는 전통적인 수련 용어를 어느 정도 활용하지만, 현대인들을 위해 그 용법을 바꾸고, 실제 수련 과정을 통해 체득한 내용에 따라 해당 용어의 의미를 새롭게 정의하였다.

선앤숨 11단계까지 마친 수련자는 정경 12개와 기경 8개 모두를 에너지로 유통시켰다. 하지만 아직 경락 수련이 온전하게 된 경지는 아니다. 척추 에너지라인소주천 수련까지는 하부 에너지센터에만 의식을 집중하고 수련을 하였다. 그런 다음 5단계에 접어들어 니환궁에 있는 에너지와 하부 에너지센터의 에너지를 상합시키는 수련을 통해 에너지안정화온양를 이루었다. 마찬가지로 코어 에너지라인대주천 수련부터 의식을 활용해 에너지를 유통시키는 수련을 시작하여 경락 에너지라인전신주천 수련까지 마친 수련자는 모든 경락을 안정화시키는 수련이 필요하다. 12단계는 에너지볼을 만들어 다시금 이전에 거쳐왔던 단계를 안정화시키는 수련이다.

에너지볼 수련을 마치면 경락 에너지라인 수련을 통해 얻은 에너지가 몸에 더욱 안착되어 안정되며, 조화를 이루게 된다. 그래서 에너지볼 수련이 끝나야 본격적으로 라이트빛 수련에 들어갈 수 있게 된다. 라이트퓨전, 라이트바디 수련을 제대로 하기 위해서는 이 에너지볼 수련을 통해 이전의 수련이 안정화를 이뤄야 한다.

에너지볼이란 하늘의 천냉수와 몸안의 에너지를 상합하여 만드는 딱딱하고 조그만 에너지의 구슬이다. 여기서 천냉수는 하늘에 있는 독특한 에너지인데 그 성향이 마치 현묘하고 차가운 얼음물과 같다고 해서 그렇게 이름 붙인 것이다. 이 천냉수는 니환궁에 있는 진수의 에너지와도 서로 다르다. 천냉수와 그동안 수련을 통해 얻은 몸 안의 에너지가 상합하여 에너지볼이 만들어지면 에너지 완성도가 높아져, 에너지의 힘 또한 커진다. 그래서 에너지볼을 이룬 수련자는 경락 에너지라인 수련 이전 과정에서 의식으로 에너지를 돌릴 때 느낌과 에너지볼로 돌릴 때의 차이를 명확하게 비교해 감지할 수 있다.

에너지볼을 만들기 위해서는 먼저 경락 에너지라인 수련을 마쳐야 한다. 경락 에너지라인 수련이 부족하면 아무리 천냉수를 끌어와 에너지볼을 만들려고 해도 효율이 떨어지며 온전한 에너지볼을 만들 수 없다.

## 선앤숨 12단계 에너지명상

에너지볼 수련은 총 5단계로 나뉘는데, 에너지볼 만들기, 체내 에너지볼 돌리기, 체외 에너지볼 돌리기, 에너지볼 온양, 에너지볼 경혈노트 순서로 이어진다.

### 1) 에너지볼 만들기

에너지볼을 만드는데 필요한 마인드디렉팅을 하고(부록 2 참조) 의식은 하부 에너지센터에만 둔다. 그러면 하부 에너지센터의 에너지와 하늘의 천냉수가 만나 에너지볼이 만들어지기 시작한다. 수련이 진행될수록 에너지볼은 제모습을 찾게 되는데, 이때 수련자의 정기신 상태에 따라 다양한 형태의 에너지 느낌이 전해진다. 서늘하고 청량한 느낌, 또는 그 정도를 넘어 하부 에너지센터 전체가 얼음 덩어리가 되는 느낌, 때로는 딱딱한 돌덩어리가 들어 있는 느낌 등 매우 다양하고 독특한 느낌이 형성된다. 이런 느낌이 생기는 이유는 주로 천냉수의 성향 때문이다. 천냉수가 가지고 있는 독특한 성향 때문에 수련 초기엔 주로 차가운 느낌이 지배적이다. 하지만 에너지볼이 점차 제모습을 찾아가면서 딱딱한 고체 느낌이 전해지는데 이러한 과정을 거치면 에너지볼이 완성된다.

에너지볼은 처음엔 그 크기가 작다. 하지만 시간이 지남에 따라 양파 껍질처럼 에너지가 층층이 쌓이면서 그 크기가 점점 커진다. 그리고 수련을 계속하게 되면 에너지볼의 크기는 조금 작아지지만 밀도와 세기는 커진다. 올바르게 수련했다면 에너지볼이 완성되었을 때 스스로 그 느낌을 인식하게 된다. 에너지볼 만들기 단계에 있는 수련자는 에너지볼을 다른 곳에 이동시키거나 타인에게 주는 것을 삼가해야 한다.

## 2) 체내 에너지볼 돌리기

에너지볼 돌리기 수련은 기존의 에너지 돌리기 수련과 조금 다르다. 체내 에너지볼 돌리기를 할 때는 에너지볼을 의식으로 고정시켜 바로 돌리기를 한다. 코어 에너지라인, 경락 에너지라인 수련을 할 때는 의식을 한 곳에 고정시킨 다음 흘러가는 에너지 느낌을 찾아 따라가는 형태로 에너지를 돌리며 에너지라인을 유통시켰다. 하지만 에너지볼 만들기 단계를 끝낸 수련자라면 에너지볼 그 자체가 고정되고 조화된 에너지 덩어리이기 때문에 의식으로 천천히 이동하듯 에너지볼 돌리기를 해야 한다. 이전 수련에서 에너지 돌리기를 할 때처럼 "가만히 있으면 흘러가겠지" 하는 마음으로 기다리면 안 된다.

에너지볼 돌리기는 의식을 사용해서 할 수도 있고, 마인드디렉팅을 통해서 할 수도 있다. 에너지볼 돌리기 초기 단계에서는 하나의 에너지볼에 의식을 온전히 실어서 돌린다. 그리고 수련을 할 때마다 기존의 에너지볼을 다시 하부 에너지센터로 이동시켜 확실하게 만든 후에 돌리도록 한다. 에너지볼을 돌리는 중에 에너지 소모가 일어날 수 있다. 그로 인해 에너지 느낌이 약해지면 마인드디렉팅을 통해 에너지볼을 하부 에너지센터에 고정시킨 다음 에너지볼을 조금 더 견고하게 만든 후 다시 에너지라인을 따라 에너지볼 돌리기를 하면 된다.

에너지볼 돌리기는 허리 에너지라인, 척추 에너지라인, 코어 에너지라인, 경락 에너지라인 순으로 한다. 경락 에너지라인 수련을 비롯한 각 과정을 에너지로 이미 유통시켰다 하더라도 에너지볼로 다시 유통시키는 것은 또 다르다. 처음 에너지볼을 에너지라인을 타고 천천히 돌리게 되면 아주 거칠고 꺼끌꺼끌한 느낌이 주로 전해진다. 이는 에너지볼 자체의 힘이 매우 강하기 때문에 그 힘에 의해 경락이 다시 새롭게 닦이는 과정에서 오는 느낌이지만, 에너지볼이 완전히 매끄럽지 못하기 때문에 생기는 느낌이기도 하다.

에너지볼은 에너지 결정체이다. 그렇기 때문에 상대적으로 표면이 매끄럽지는 못하다. 에너지볼 돌리기를 계속 해주면 에너지볼 또한 닦여서 기존의 거친 느낌이 순일해지고 부드러워진다. 수련자는 자신의 경락이 이렇게 될 때까지 반복해서 에너지볼을 돌려주어야 한다. 마음이 앞서 급하게 에너지볼을 돌리면 경락이 밝아지지 못하기 때문에 처음에는 천천히 돌리면서 단련시킨 후 점점 빨리 돌릴 수 있도록 하자.

1개의 에너지볼로 체내에서 에너지라인을 따라 돌리는 수련이 잘 되면 2분 안에 돌리는 수련으로 넘어간다. 에너지볼을 2분 안에 돌리는 수련이란, 에너지볼을 여러 개 만들어 동시에 돌리는 수련이다. 우선 에너지볼을 하나 더 만들어서 2개로 돌려본다. 예를 들면, 경락 에너지라인 수련 때와 마찬가지로 좌우 중부혈에 에너지볼을 각각 1개씩 넣어 폐경을 돌린다.

2개의 에너지볼로 돌리는 것이 잘 되면 3, 4, 6, 12개 등 한 번에 다수의 에너지볼을 만들어서 돌리는 수련을 한다. 물론 에너지볼 1개나 2개 정도는 의식으로 같이 돌리는 것이 가능하지만 그 이상은 쉽지 않다. 그래서 3개 이상의 에너지볼을 만들어 돌릴 때는 마인드디렉팅을 활용한다. 에너지볼을 여러 개 만들 때에도 맨 처음 만들었을 때와 마찬가지로 충분한 시간적 여유를 두고 온전히 만들어야 한다. 그렇지 않으면 만들어지기는 하지만 온전한 형태가 아닌 힘이 부족하고 약한 에너지볼이 된다.

체내에서 2분 안에 에너지볼을 돌리는 수련에 들어가면서부터는 에너지볼을 치유 차원이나 다른 용도로 타인에게 사용하고 활용할 수 있다. 하지만 2분 안에 돌릴 수 있기 전까지는 에너지볼을 함부로 사용하지 않아야 한다.

### 3) 체외 에너지볼 돌리기

체외 에너지볼 돌리기는 에너지볼을 몸 밖으로 보내어 움직이는 수련이다. 체내에서 에너지볼을 돌린다고 했을 때 "돌린다"의 의미는 "에너지라인을 유통시킨다"는 의미가 강하다. 하지만 체외에서 에너지볼을 돌린다고 했을 때 "돌린다"의 의미는 "공간 안에서 움직이게 한다"는 의미가 있다. 우선 에너지볼 1개로 손끝 사이에서 이동하는 연습을 한다. 처음에는 가까운 거리에서 하다가 잘 되면 점점 손을 서로 멀리하여 손끝 사이에서 에너지볼을 이동시키는 연습을 한다.

손 끝 사이에서 직선으로 이동시키는 연습이 능숙해지면 이번에는 통통 튕기면서 이동시키는 연습을 한다. 다음에는 먼 곳에 있는 벽에다 쏘아서 회수하는 연습을 한다. 집 밖에 있는 다른 건물로도 보내보고, 멀리 떨어진 건물로 보내어 회수하는 연습도 한다. 마지막으로 달이나 별에 쏘아서 닿는 느낌을 확인하고 회수하는 연습을 한다.

## 4) 에너지볼 온양

에너지볼을 체외에서 움직이는 수련을 하면서 동시에 에너지볼로 하는 온양 수련을 진행한다. 에너지볼 온양 수련은, 먼저 에너지볼을 계속 만들어서 니환궁 백회로 올려 보내는 것에서부터 시작한다. 니환궁 백회에 에너지볼을 다 채운 후 자연스럽게 흘러 내려오게 한다. 에너지볼이 함유한 에너지 위력이 커서 몇 개 정도만 만들어 백회에 넣어도 온양을 마치게 된다.

## 5) 에너지볼 경혈노트

에너지볼 수련의 마지막 단계에서는 에너지볼을 경혈에 넣고 그 반응을 노트에 적는다. 인체의 경락이 좌우 쌍으로 이루어져 있기 때문에 동일한 경혈도 좌우 2개가 있다. 따라서 에너지볼 경혈노트를 작성할 때는 에너지볼 2개를 만들어 좌우 경혈에 넣고 동시에 경혈에 흡수하여 반응을 살핀 후 그 결과를 노트에 기록한다. 먼저 하나를 만들어 왼쪽 혈자리에 넣고 마인드디렉팅을 하여 왼쪽에 넣은 에너지볼의 기운이 흩어지지 않게 대기시켜 놓는다. 그런 다음 바로 에너지볼을 하나 더 만들어 오른쪽 경혈에 넣는다. 그리고 마인드디렉팅으로 두 개의 에너지볼을 좌우 경혈로 동시에 흡수하여 그 반응을 적는다.

경혈에 에너지볼을 넣은 상태에서 충분한 시간 동안 집중하면서, 몸과 마음의 전체 반응을 살펴 나타나는 모든 감각을 적는다. 에너지볼 경혈노트 수련은 다른 수련과 마찬가지로 처음에는 시간이 오래 걸리지만 나중에는 그 속도가 점점 빨라진다.

현재 경락自經과 다른 경락他經의 경혈과 경락 반응뿐만 아니라 혈자리 자체의 작용과 감정, 그리고 특수한 느낌을 파악할 수 있도록 탐구하며 경혈노트를 작성한다. 오랫동안 계속 경혈노트를 쓰다보면 경혈 자리가 살아나며 이 과정에서 에너지 자체가 강해진다. 풍한서습조화風寒暑濕燥火의 기준으로 기록해야 하며, 나타나는 에너지느낌의 세부적인 내용까지 적는다. 에너지 반응이 끝날 때까지 계속 경혈노트에 기록한다. 에너지볼 경혈노트 수련을 하는 과정에서 좌우 경혈에 에너지볼을 넣은 후 시간이 꽤 지났는데도 에너지 반응이 계속 나타날 때도 있으며, 어떤 때는 반응이 바로 없어지기도 한다.

경혈노트를 작성하는 과정에서 스스로 치료의 감각이 깨어나기도 한다. 그래서 나와 다른 사람이 아플 때 몸의 어떤 부위에 어떻게 에너지볼을 써야할 지를 자연스럽게 알게 된다.

에너지볼 경혈노트를 쓰는 순서는 수태음폐경 중부혈에서부터 시작하며 유주방향順方向으로 하나씩 써나간다. 12정경 경혈노트를 먼저 작성하고 기경은 임맥과 독맥만 하면 된다. 임독맥을 제외한 나머지 기경8맥의 경혈들은 모두 12정경에 포함되어 있기 때문이다.

## 에너지볼 트레이닝

에너지볼 경혈노트를 마친 수련자는 에너지볼을 빠르게 만드는 연습을 해보자. 이전 과정에서 이미 에너지라인을 모두 유통시킨 후 해당 에너지라인을 통해 에너지를 빠르게 돌릴 수 있게 트레이닝 했었다. 에너지를 이렇게 빨리 돌리는 것은 수련자가 노력을 통해 얻은 일종의 능력이다. 마찬가지로 에너지볼을 빠르게 여러 개 만들어 내는 것도 수련자의 능력이다. 에너지볼 수련자의 하부 에너지센터에 있는 라이트볼<sup>여의주</sup>은 에너지볼을 순간적으로 만들거나 감출 수 있는 능력이 있다.

에너지볼 트레이닝 예를 들어보자. 먼저 물을 여러 개의 컵에 따라놓고 마인드디렉팅으로 에너지볼을 만들어 바로 컵에 순서대로 넣는다. 이때는 하나를 온전히 만들 때만큼 느낌이 강하지는 않지만 에너지볼이 순간적으로 만들어지는 것을 알 수 있다. 빠르게 에너지볼을 만드는 연습을 하다보면 수련에 대한 믿음이 더욱 커진다. 따라서 다양한 형태로 에너지볼 트레이닝을 고안해서 스스로 탐구해보자.

에너지볼 운용을 잘 하기 위해서는 자신의 믿음이 먼저 수반되어야 한다. 믿음이 따르지 않은 상태에서는 에너지볼을 만들겠다는 마인드디렉팅을 해도 잘 되지 않는다. 따라서 자기믿음을 가지고 시도해야 하며, 몸으로 체득함으로써 그 믿음을 더욱 키워나가야 한다.

SOM #11

●

운＿雲

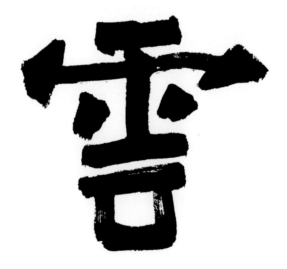

Cloud

# 운(雲) 시퀀스 °

## 11-1.

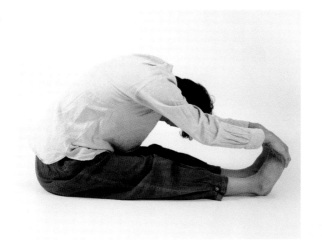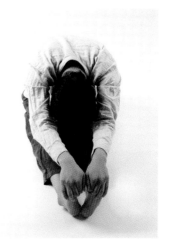

**11-2, 3.** 상체를 기울이는 방향에 따라 남좌여우, 다리를 올리는 순서에 따라 남우여좌. 허리를 반듯이 편 자세에서 한쪽으로 살짝 몸을 기울인다.

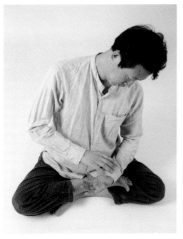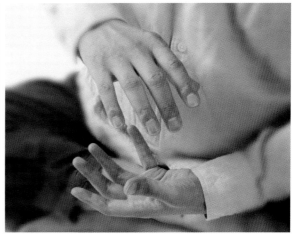

**11-4.** 남여 모두 오른발을 든다. 눈을 뜬다.

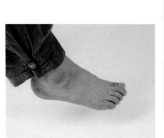

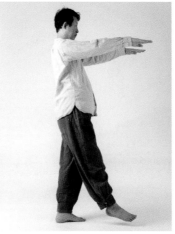

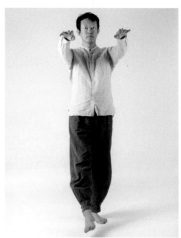

**11-5, 6.** 앞으로 내민 발 기준으로 남좌여우

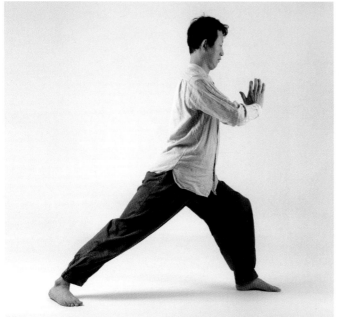

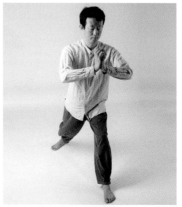

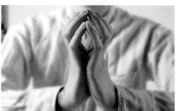

**11-7.**  기본 자세                                          대체 자세

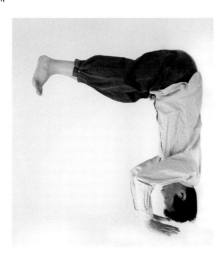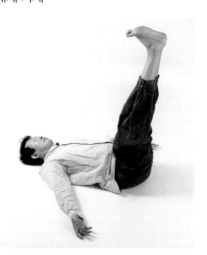

**11-8, 9.** 뻗은 손 기준으로 남좌여우. 하부 에너지센터를 최대한 앞으로 내민다. 다리, 허리, 머리, 손이
최대한 일직선 상에 오도록 한다. 눈은 뜬다.

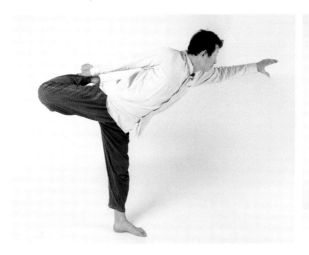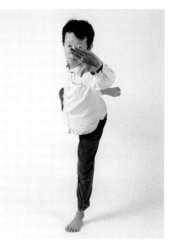

**11-10, 11.** 지탱하는 발 기준으로 남좌여우. 머리, 허리, 다리가 최대한 일직선 상에 오게 한다. 눈은
뜬다.

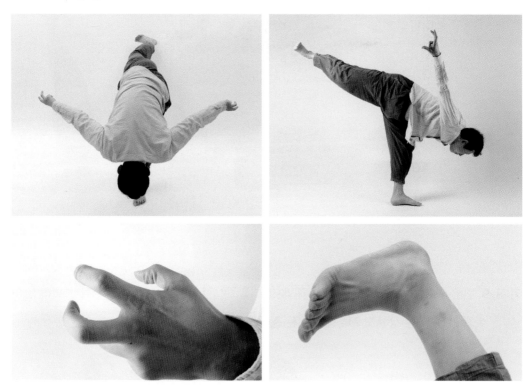

# Level 13. 라이트퓨전

Light Fusion

선앤숨은 "정기신을 닦는 수련법"이다. 정은 하부 에너지센터의 라이트볼<sup>하주</sup>이, 기는 중부 에너지센터의 라이트볼<sup>중주</sup>이, 신은 상부 에너지센터의 라이트볼<sup>상주</sup>이 담당한다. 그동안 12 단계의 수련을 통해 하부 에너지센터의 라이트볼을 구동시켜 에너지를 생성시키고, 인체의 모든 에너지라인을 이 에너지로 돌리는 과정에서 중부 에너지센터의 라이트볼까지 드러나게 하였다. 이제 마지막 하나 상부 에너지센터의 라이트볼만 남았다. 정기신을 닦는다는 것은 곧 3개의 라이트볼<sup>여의주</sup>이 온전히 드러난다는 의미이다. 一七

하부 에너지센터에 있는 라이트볼이 조화 작용을 하면 에너지가 생성된다. 이때의 에너지를 모아서 허리 에너지라인, 척추 에너지라인, 코어 에너지라인, 경락 에너지라인 등과 같은 에너지라인을 유통시키게 되면, 인체의 에너지 자체가 밝아진다. 이 과정에서 중부 에너지센터의 라이트볼이 닦여서 드러나게 된다. 하지만 오묘하게도 호흡 수련이 에너지라인을 채

---

一七  특정 라이트볼이 드러났다는 것은 그 라이트볼의 에너지센터가 온전히 만들어졌다는 뜻이다.

워나가는 "수평적인 유통 과정"만 있는 것이 아니라 에너지안정화, 에너지퓨전, 에너지볼, 라이트퓨전 등과 같은 "수직적인 승화昇華 과정"도 있어서 수련에서 얻은 에너지를 이전과는 전혀 다른 차원으로 전환시켜 준다.

수련자가 에너지볼 단계까지 이르면 에너지 차원의 수련은 거의 완성되는데, 이때 에너지를 고차원적으로 승화시키기 위해 라이트퓨전 수련이 필요하다. 라이트퓨전 수련을 거치면 상부 에너지센터에 있는 라이트볼이 드러나게 된다. 그렇게 되면 수련자의 몸에 있는 3개의 라이트볼이 모두 빛을 발하여 온전히 하나로 되어 라이트바디를 찾아갈 수 있게 된다.

라이트퓨전 수련은 온몸을 에너지로 변화시키는 수련이다. 그래서 라이트퓨전은 사실 라이트바디를 만드는 과정이라고도 할 수 있다. 수련자는 라이트퓨전을 통해 라이트바디를 만들 수 있지만 그렇다고 해서 그 라이트바디가 아직 자신의 것이룬 상태이 된 것은 아니다. 완성된 라이트바디는 빛의 형태로 자기 내면의 공간몸에 저장되는데 수련자가 의식으로 자신의 내면 공간으로 가서 라이트바디를 찾고 인식한 후 합일해야 진정으로 라이트바디를 이루었다고 할 수 있다.一八

라이트퓨전을 이루기 위해서는 반드시 에너지볼 과정을 마쳐야 한다. 선앤숨 수련은 한 단계, 한 단계가 밀접하게 연결되어 있어서 이전 과정이 이루어지지 않으면 현재 수련이 잘 진행되지 않는다. 그렇기 때문에 앞 단계 수련을 이루지 못하고 단계가 올라가게 되면 나중에 다시 채워야만 한다. 수련은 퍼즐을 맞추는 과정과 같다. 하나의 퍼즐이 끼워 맞춰지지 않으면 아무리 그 다음을 맞춘다 하더라도 전체적인 퍼즐은 불완전하게 된다.

---

一八 일반적으로 대상을 인식한다(찾는다)는 것은, "그 대상이 온전히 나에게 다가왔고, 그래서 곧 나의 것이 되었다"는 의미이다. 여기에서 인식은 인간의 외재감각 특히 5감 중 보는 것(시각)과 느끼는 것(촉각)이 주가 된다. 수련을 통해 라이트바디를 보는 것과 느끼는 것, 즉 인식한다는 것은 물질적인 차원이 아닌 빛의 차원에서의 보고 느끼는 것이다. 하지만 인간의 의식이 다른 차원을 넘나든다고 하더라도 그 의식은 자신의 현재 육신과 연결되어 있다. 그렇기 때문에 실제 빛의 차원에서 보고 느끼는 것이라 하더라도 자신의 육체에서 그대로 인식(연동)이 된다.

## 선앤숨 13단계 에너지명상

라이트퓨전 고유의 자세를 취한다. 라이트퓨전 단계의 마인드디렉팅(부록 2 참조)을 한 후엔 의식의 대부분을 온몸에 고르게 둔 상태에서 호흡을 한다. 이때 에너지퓨전 때처럼 의식으로 에너지를 끌어당기지는 않는다. 오히려 라이트퓨전 수련을 할 때는 마음을 차분히 하고 기다려야 한다. 이렇게 마인드디렉팅을 하고 온몸에 의식을 두고 기다리면, 마인드디렉팅의 힘에 이끌려 에너지가 온몸으로 들어오게 된다. 물론 이전 단계에서 경험했던 것과 마찬가지로 에너지 느낌이 수련자의 정기신 상태에 따라 다양한 형태로 발생한다.

라이트퓨전 수련에서 의식이 온전히 몸에 실리고 마음이 고요하면, 마치 자신자기의 의식이 점점 자기 몸 안으로 들어가는 듯한 현상을 경험하기도 한다. 이는 라이트퓨전 에너지가 서서히 몸의 표피에서부터 안으로 스며들어가면서, 그 에너지에 의식이 실려 따라가기 때문에 생기는 현상이다.

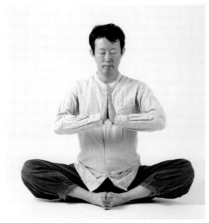 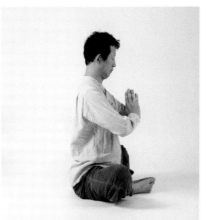

그림 3-40.　라이트퓨전 수련 자세(정면)　　그림 3-41.　측면 자세

라이트퓨전 에너지가 온전히 하부 에너지센터까지 진입한 후 더욱 수련에 박차를 가하면 하부 에너지센터에 있는 라이트볼에 이르게 되는데, 이러한 과정에서 수련자의 상부 에너지센터에 있는 라이트볼이 빛을 발하며 이전에 경험해보지 못한 빛을 인식하게 된다.

상부 라이트볼은 고차원적인 빛을 인식하는 능력이 있는데 수련의 경지가 라이트퓨전 단계에 이르면 상부 라이트볼이 드러나며 조금씩 빛을 인식하기 시작한다. 그래서 이전과는 다른 형태의 수련이 진행된다.

라이트퓨전 에너지가 하부 에너지센터의 라이트볼에 닿게 되면 희고 둥근 빛을 인식하게 되고, 여기서 더욱 수련에 정진하게 되면 온전한 라이트볼을 인식하게 된다. 이때 순간적으로 중부와 상부에 있는 라이트볼이 동시에 드러나게 되며 특히 상부 라이트볼이 더욱 빛을 발하게 된다. 그러면서 상중하 라이트볼 모두가 하나의 빛으로 변하게 된다. 수련이 이 정도까지 이르면 라이트퓨전을 이룬 것이다.

## 라이트퓨전 수련자의 마음가짐

라이트퓨전 이전 단계, 즉 에너지볼 수련까지는 모두 자신의 육신에서 수련이 이루어졌다. 그래서 자신의 의식 또한 그 육신에 국한되어 이를 넘어설 수 없었다. 더구나 수련자는 육신을 뛰어넘어야겠다는 생각도 하지 않았다. 왜냐면 그렇게 해도 수련이 진행되었기 때문이다. 물론 라이트퓨전 수련자도 "자신의 몸"이라는 큰 틀에서부터 수련을 시작한다. 그리고 수련 자체도 "자신의 몸"에서 벗어나지 않는다. 하지만 라이트퓨전 과정부터는 에너지의식가 육신의 차원을 넘어서기 시작한다. 인간의 몸은 물리적으로는 작은 공간이지만 에너지 차원에서 본다면 거대한 우주와도 같다. 라이트퓨전을 하는 과정에서 수련자의 의식은 육신에서 "자신의 내면 공간<sup>우주</sup>"으로 자연스럽게 진입하게 된다.

하지만 여기에서 깊게 생각해봐야 할 것이 있다. 바로, 에너지는 차원을 넘어서려고 하는데 자신의 마음<sup>의식</sup>은 육신이라는 한계에 머물러 있고 또 계속 머무르려 한다는 점이다. 아이러니하게도 자신의 마음은 수련을 원하지 않는데 몸으로는 수련을 계속 하고 있는 형국과도 같다. 이러한 상황이라면 수련의 진행은 더디고 어려워진다. 그리고 수련을 하고 있는 자신도 이 점을 이상하게 느낄 것이다. 무엇이 문제일까?

라이트퓨전 과정까지 온 수련자라면 지금부터는 자신을 더욱 믿어야한다. 자신이 쌓아온 내력 그리고 심력을 믿고 "이제부터는 몸이라는 한계 상황에서 자유로워 보자"는 마음을 가져야한다. 그렇게 되었을 때 수련이 비약적으로 상승하게 된다.

## 라이트퓨전 단계에서의 수심

"그래 에너지야 나타나 봐! 그러면 내가 한번 느껴 줄게."

지금까지 수련을 해오면서 혹시 이런 마음이 있었던 건 아닌지 반추해보자. 이러한 마음이 좋다, 나쁘다를 떠나서 다른 각도에서 살펴볼 필요가 있다. 수련을 하면서 그 대상이 "타인,

이런저런 에너지, 주변 환경, 또는 자신이 처한 상황"이라고 정의를 내리면 늘 그 한계의 틀을 벗어나기 어렵다.

수련 대상은 바로 수련을 하고 있는 "자기 자신"이다. 에너지가 느껴지기를 기다리고만 있거나, 대상과 환경이 변화되기를 기대하고 있는 건 아닌가? 자기 자신은 변하지 않는, 즉 "자신自身이 없는" 수련을 하고 있는 것은 아닌가?. 무심히 기다리면서 에너지를 찾으려는 노력도 중요하다. 에너지를 감지하는 능력 자체도 수련의 중요한 성과이기 때문이다. 하지만 이때 "자신이 없는" 상태에서 에너지만 찾는 수련자가 수련을 제대로 하고 있다고 보기는 어렵다.

수련은 변화이다. 따라서 수련자는 늘 깨어서 자기 자신을 변화시켜 나가야 한다. 이제는 수련을 할 때 단편적인 에너지를 찾는 것을 넘어 "자기 자신을 온전히 변화시켜 나간다"는 마음이 필요하다. 늘 방관자적인 마음을 갖고 눈을 외부로 돌려서, "그래 한번 뭔가 나타나봐 내가 봐줄게"라는 마음이 아니라 "자신을 온전히 변화시킨다"는 적극적인 마음이 필요하다.

# Level 14. 라이트바디

Light Body

선앤숨 과정을 한 단계, 한 단계 오르다 보면 나중에는 차원을 넘나드는 공부로 진입하게 된다. 그 과정을 여기에서는 라이트월드light world 공부라 칭한다. 라이트월드는 말 그대로 빛의 세계차원라 할 수 있는데, 라이트바디를 이뤄야 라이트월드, 즉 차원을 넘나드는 공부를 할 수 있다.

선앤숨 1단계 에너지센터 만들기부터 13단계 라이트퓨전 수련까지는 사실 라이트바디를 이루기 위한 과정이라고 해도 과언이 아니다. 그만큼 라이트바디를 이루는 수련은 중요하다.

라이트바디란 말 그대로 "빛의 몸"인데, "유체이탈"이라고 할 때의 유체는 아니다. 라이트바디를 "빛으로 된 자신" 또는 "빛으로 된 배"에 비유할 수 있다. 인간은 누구나 의식이 있다. 하지만 이 의식만으로는 차원을 넘나들 수 없다. 즉, 인간의 의식 자체가 가지고 있는 빛의 힘이 약해서 차원의 벽을 넘나들 수 없다는 이야기이다.

호흡 수련을 하여 단계가 오르면 "의식의 힘자신의 빛의 힘"이 점점 강해지는데 나중에는 라이트바디를 이룰 정도로 강해지고 밝아져서, 마침내 라이트바디를 이루어 합일하게 된다. 이렇게 자신의 의식이 라이트바디와 합일하게 되면, 다르게 표현해서 라이트바디라는 "배"에 타게 되면, 빛의 차원을 넘나들 수 있다. 빛의 차원을 넘나드는 경지에 이르면 "자기 자신의 근원의 마음"에 대한 공부를 하게 된다.

라이트바디를 이루는 수련을 하기 위해서는 우선 호흡 수련의 핵심을 명확히 체득하고 있어야 한다. 호흡 수련의 핵심은 바로 "이완, 집중, 호흡을 통한 몰입"이다. 이 4가지 중 하나라도 부족한 부분이 있다면 선배나 수련 지도자의 조언을 통해 반드시 자신의 것으로 만들어야 한다. "이완, 집중, 호흡을 통한 몰입"의 이치를 제대로 체득하지 못하면 의식을 하나로 모아 다른 차원으로 진입할 수 없으며, 라이트바디를 이루는 수련이 제대로 진행되지 않는다.

라이트바디 수련을 잘 하기 위해서는 3개의 라이트볼이 하나로 빛을 발해야 한다. 3개의 라이트볼은 라이트바디 수련이 진행되는 과정에서 자연스럽게 하나로 된다. 하지만 라이트바디 수련 중 이 3개의 라이트볼이 하나로 되지 못하고 불안정하다면, 다시 이전 단계 수련 복습을 통해 기본을 더 튼튼하게 다진 후 라이트바디 수련에 임해야 한다.

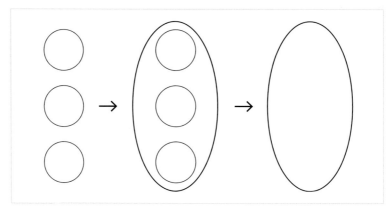

그림 3-42. 라이트볼의 변화

## 도광이란?

라이트바디 수련이 다른 과정과 다른 점은 "도광道光을 받는다"는 점에 있다. 사실 "에너지"도 넓게 보면 "빛"이다. 천지간에 있는 여러 가지 에너지 중 "진기"는 특히 밝은 빛인데 도광은 진기와 같은 "근원의 빛" 또는 "근본 마음의 빛"이라고 할 수 있다.

공부를 더욱 깊게 하다 보면 이 도광도 여러 차원이 있음을 알 수 있다. 라이트바디 이후부터는 "근원의 공부"를 하기 때문에 "근원 차원의 빛"이 내려오지 않으면 공부가 진행되지 않는다. 태어난지 얼마 되지 않은 어린 아이는 이유식을 먹어야 하고, 성장한 어른이 되면 딱딱한 음식을 자유롭게 먹을 수 있듯, 수련 과정도 이와 마찬가지다. 공부가 진행되면 그 공부에 걸맞는 빛이 내려오게 되어있다. 물론 이 도광이 "어디에서 오고, 또 어떻게 내려오게 하는가" 하는 이치는 수련을 통해 스스로 찾아야 한다.

## 선앤숨 14단계 에너지명상

우선 몸을 충분히 이완하고 의식을 온전히 하부 에너지센터<sup>라이트볼</sup>에 둔다. 지금까지는 에너지센터에 의식을 두는 연습을 꾸준히 해왔다. "에너지센터에 의식을 둔다"는 것은 "에너지센터의 느낌"을 먼저 찾고 "이 느낌에 자신의 시선<sup>의식</sup>을 둔다"는 의미이다. 이렇게 에너지센터의 느낌과 시선<sup>의식</sup>이 일치된 상태에서 차분히 기다리며 마인드디렉팅으로 도광<sup>라이트월드의 빛</sup>을 백회로 받고, 백회로 받은 도광을 다시 하부 에너지센터에 있는 라이트볼<sup>하주로</sup>로 보낸다. 그러면 시간이 지나면서 자연스럽게 시선이 중앙으로 옮겨지게 된다.

이 상태로 계속 도광을 받으며 몰입도가 높아지면 마치 자신이 어느 공간에 들어가는 것처럼 인식된다. 수련이 잘 될 때는 그 공간감<sup>거리와 넓이 등</sup>이 그대로 인식된다. 물론 항상 몰입이 100% 잘 되지는 않아서, 의식이 그 공간에 온전히 들어가지 못하고 자신의 육신에 걸쳐 있는 형국일 때가 많다. 그래서 의식을 온전히 실어서 몰입하는 연습이 중요하다.

시선이 하부 에너지센터에서 정중앙으로 이동하더라도 기본 의식은 하부 에너지센터<sup>느낌</sup>에 있어야 한다. 그래야 백회를 통해 내려오는 도광이 약해지거나 끊어지지 않는다. 시선이 정중앙으로 이동하고 의식이 온전히 실리면 다음과 같은 마인드디렉팅을 한다.一九


"나의 라이트볼을 찾아간다."


도광이 라이트볼에 닿게 되면 라이트볼이 닦이면서 빛이 다양하게 변화하게 되는데, 그 빛의 변화를 크게 표현하면 "검은색 → 흰색 → 푸른색 → 붉은색 → 황금색" 순이다. 물론 수련자의 공부가 계속 진행되다 보면 라이트볼이 황금색의 빛보다 더 밝고 다양한 빛으로 변화하게 된다. 수련자는 이렇게 다양하게 변화하는 빛을 무심히 관조만 해야 한다. 그렇지 않고 자신에게 펼쳐지면서 다양하게 변화하는 빛에 의식을 빼앗기게 되면, 무심이 흩어져 내려오는 도광이 약해진다. 그리고 마침내 도광 자체가 끊기게 되는데, 이때 수련자 스스로 빛을 보려 하는 욕심으로 인해 이전에 보았던 상에 집착할 수 있다. 그로 인해 허상을 스스로 만들게 되는 좋지 않은 상황이 될 수 있다.

---

一九  라이트바디 수련 초기에, 하부 에너지센터에 두었던 시선이 서서히 중앙으로 이동하게 되는데, 이때 정기신이 안정되고 몰입이 깊어지면 "이동하는 시선"과 "하부 에너지센터에 두고 있는 느낌"이 서로 분리된 것이 아니라 하나가 됨을 알 수 있다. 수련자는 이 이치를 꼭 체득해야 한다.

이렇게 기본 의식이 하부 에너지센터에 있으면서도 자신의 시선은 정중앙에 위치된 상태에서 계속 도광을 라이트볼로 보낸다. 그러면 라이트볼이 빛을 발하며 닦여져 수련이 더욱 깊어진다. 간혹 라이트볼의 빛무리가 인식이 되다가 의식이 끊기거나 잡념이 들면 빛이 인식되지 않게 된다. 이때는 당황하지 말고 마음을 차분히 하며 다시 시선을 하부 에너지센터의 라이트볼 방향<sub>에너지센터의 느낌</sub>으로 이동시켜 몰입해 나간다. 그러면 어렵지 않게 시선이 중앙으로 이동하게 된다.[2]

수련을 계속 하다보면 자신의 라이트볼을 조금씩 인식하게 되고 도광으로 인해 라이트볼이 다양하게 변화하는 모습 또한 확인하게 되며, 마침내 라이트볼이 온전하게 드러난 모습을 인식하게 된다. 이렇게 라이트볼이 온전하게 드러나게 되어도 계속 수련에 매진하게 되면 어느 순간 라이트볼을 뚫고 수련자의 의식이 자연스럽게 그 안으로 들어가게 된다. 그러면서 홀연히 자신의 라이트바디를 인식하게 되는데 수련이 진행되면 될수록 그 모습이 뚜렷해지는 것을 알 수 있다. 이 정도 경지에 이른 수련자는 여기까지의 과정을 마인드디렉팅을 통해 하나 하나 확인해야 한다.

자신도 모르게 라이트볼이 인식되거나, 가끔 한 번 씩 인식되는 수련자는 적어도 10번을 시도해 7~8번 이상 인식될 수 있도록 끊임없이 시도해야 한다. 이는 스스로의 능력으로 라이트볼을 인식하는 것이 가능해졌다는 의미이다. 이렇게 온전한 모습의 라이트볼을 인식하고, 또 라이트볼을 인식하는 확률을 높이는 수련은 앞으로 진행되는 라이트바디를 인식하는 경우에도 동일하게 적용된다.

---

[2] "시선이 중앙으로 이동한다"는 것은 자신의 의식이 "내면의 공간(차원)"으로 이동하게 되었다는 것을 의미한다. 의식을 처음 하부 에너지센터에 두었을 때는 의식이 육신에 많은 부분 걸쳐 있다. 그래서 자신의 육신에서 아래의 하부 에너지센터(하주)를 보는 형국이다. 하지만 의식이 내면 공간으로 진입하게 되면 이때는 육신에 걸쳐진 의식이 다른 차원으로 진입하고 있기 때문에, 당연히 자신의 시선이 중앙으로 이동하는 것처럼 인식된다. 사실 시선이 중앙으로 이동하는 것이 느껴진다는 것 자체는 아직 의식이 육신에 많은 부분 실려 있다는 것을 의미한다. 이는 다른 말로, "아직 온전한 몰입이 되지는 못했다"는 뜻이다. 물론 부분적으로는 몰입이 되어 있는 상태이기 때문에 자신의 육신에서 의식이 내면의 공간으로 진입하고 있는 것을 인식하고 있는 것이다.

어쨌든 라이트볼 안으로 들어가게 되면 또다른 공간을 인식하게 되는데 그 느낌이 묘하다. 그리고 공간의 빛과 밀도 또한 다르다. 라이트볼 안으로 들어간 후에는 다시 의식시선을 하부 에너지센터의 라이트볼느낌에 두어야 한다. 그리고 마인드디렉팅을 이용해 이제부터는 도광을 백회로 받아서 라이트바디로 보내야 한다. 그러면 다시 시선이 중앙으로 자연스럽게 이동하게 된다.二一

도광을 라이트바디로 보내면 라이트볼과 마찬가지로 다양한 빛의 변화를 일으킨다. 그러면서 서서히 모습이 드러나기 시작하는데, 이때 결코 자신이 생각하는 라이트바디 모습으로 다가오지는 않는다. 라이트바디가 어떤 때는 부분적인, 또 어떤 때는 전체적인 모습으로 인식되고, 작거나 또는 크게 인식되기도 한다. 그리고 어떤 때는 방향을 달리하면서 보일 수도 있다. 얼굴 모습 또한 전혀 다르게 인식될 수 있다. 그래서 수련자는 자신이 인식하는 정도만 "인정"하는 것이 좋다. 이전에 보았던 이미지를 고집하지 말고 지금 이 순간 보이는 것만 받아들이면 된다. 빛의 세계는 물리적인 현상계와 다르다. 그래서 주위의 물체나 사람을 인식하듯 라이트바디가 인식되어야 한다는 생각 자체도 내려놓아야 한다.

마음이 앞서 아직 라이트바디를 온전히 인식하지이루지 못했는데도 합일을 시도하는 수련자도 있다. 그러면 라이트바디가 지닌 빛의 힘이 약해서 다음 과정이 자연스럽게 열리지 않는다. 이때는 조급한 마음을 내려놓고 더욱 차분하게 기다리며 평정심을 유지해야 한다. 이러한 마음을 유지하는 것도 수련자의 몫이다.二二

---

二一　사실 몰입도가 거의 100%이고, 도광도 끊기지 않고 하부 에너지센터의 라이트볼로 잘 내려온다면, 시선을 다시 하부 에너지센터의 라이트볼로 내릴 필요는 없다. 그 상태로 라이트볼 안에서 라이트바디를 찾아가면 된다. 하지만 거의 대부분의 수련자들이 그렇지 못하다. 도광도 순일하게 내려오지 않고, 수련 중 몰입도도 떨어진다. 그래서 어쩔 수 없이 시선을 다시 하부 에너지센터의 라이트볼로 내려서 다시 진입해 가는 과정이 필요한 것이다.

二二　라이트바디 수련 이후의 모든 과정은 마인드디렉팅으로 진행된다. 따라서 라이트바디 수련은 그 자체로 마인드디렉팅 수련이다. 마인드디렉팅을 한 후 기다리면 드러나고, 드러나면 인식한다. 그리고 인식되는 "그 정도"만 인정하고 받아들이는 과정의 연속이 라이트바디 수련이다.

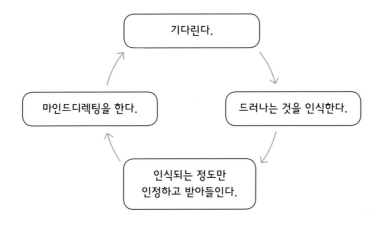

온전히 자신의 라이트바디를 인식하게 되면 마인드디렉팅을 이용해 서서히 라이트바디와 합일한다. 그러면 육신에도 합일의 느낌이 그대로 전달된다. 물론 라이트볼을 찾아가는 과정과 마찬가지로 자기도 모르게 라이트바디와 바로 합일되는 경우도 있다. 하지만 그렇다고 하더라도 순서를 착실히 밟아가면서 자신의 수련에 대한 생명력을 키워야 한다.

합일을 하고 난 후 도광을 계속 받으면서 기다리면 라이트바디는 그 도광의 힘으로 인해 자연스럽게 중주로 올라가게 된다. 또한 중주에서도 도광을 계속 받으면서 기다리면 상주로 올라가며 결국 두정을 열고 출신出身하게 된다. 이때 무리하게 라이트바디를 이동시키려 하지 않아야 한다. 물이 차면 넘치고, 넘치면 흘러가듯, 라이트바디 수련도 순리대로 이루어진다. 도광이 충분히 쌓이면 그 힘으로 인해 다음 과정이 자연스럽게 열리게 된다.二三

---

二三  보통 의식이 온전히 라이트바디에 실리지 못하면 자신의 육신에서 라이트바디의 빛을 인식하게 된다. 그러면 라이트바디가 하주에서 중주를 거쳐 상주로 올라오는 과정에서 마치 임맥을 역으로 거슬러 "에너지 덩어리"가 올라가는 느낌을 받게 된다. 하지만 이런 형태는 올바른 라이트바디 수련이라 하기 어렵다. 의식이 온전히 라이트바디에 실려서 "자신(自身)" 자체가 올라가야 한다. 만약 에너지 덩어리가 올라가는 느낌이 들면 마인드디렉팅으로 다시 온전히 라이트바디와 합일하고 도광을 받으면 된다. 그래서 라이트바디와 합일을 한 후부터는 의식을 온전히 라이트바디에 두어야 한다.

라이트바디와 합일을 하면 자신의 몸이 곧 라이트바디이다. 물론 이는 의식이 온전히 라이트바디에 실렸을 때의 이야기이다. 그래서 라이트바디와 합일한 상태에서 의식을 라이트바디에 두면 그 느낌이 자신의 육신 느낌과 거의 비슷하게 다가온다. 라이트바디와 합일한 후 얼마 되지 않은 수련자는 여기서 조금 혼동이 올 수 있다. 하지만 꾸준히 반복해서 수련하다 보면 자연스럽게 그 개념을 체득할 수 있다.

라이트바디가 두정<sup>백회</sup>을 열고 밖으로 나오게 되면 육신의 머리와는 약 한 뼘 정도의 거리에 위치한다.

라이트바디를 출신하고 난 후부터는 도광을 "바로" 라이트바디로 보내야 한다. 그러면 라이트바디가 온전한 모습으로 커지게 된다. 라이트바디를 출신한 상태에서 의식을 라이트바디에 두면 자신이 라이트바디가 되어 아래에 있는 육신을 인식하게 되고, 의식을 육신에 두게 되면 육신에서 머리 위에 있는 라이트바디를 인식하게 된다. 물론 이때 의식을 두는 것은 순간적으로 이루어지기 때문에 고도의 의식 집중이 요구된다.

라이트바디가 온전히 커지게 되면 이제는 서서히 주위를 걷는 연습을 한다. 먼저 자신이 앉아있는 육신 주위를 걸어보거나 방안을 걸어본다. 그리고 이것이 잘 되면 집 전체를 걸어보자. 나중엔 자신이 원하는 곳 어디든 갈 수 있다.

## 라이트바디 과정에서 빛이 인식되는 이치

라이트퓨전을 하면 상부 라이트볼<sup>상주</sup>이 본격적으로 빛을 발하기 시작한다. 하지만 아직 상부 라이트볼 자체가 온전히 작동하는 것은 아니다. 이 현상을 줌이 달린 카메라에 비유해보자. 카메라 렌즈로 풍경을 보면 처음엔 그 피사체가 흐릿하게 보인다. 하지만 시간적 여유를 갖고 줌을 천천히 돌려주어 초점을 맞추면 흐릿했던 피사체가 점점 선명해진다.

대부분의 수련자는 평상시 육안에 익숙해져 있기 때문에 어떤 대상을 "보는 즉시 보여야 한다"는 생각을 지니고 있다. 그래서 보려는 대상이 잘 보이지 않았을 때 "왜 안보이지?" 하면서 애를 쓰고, 결국 마음이 조급해져 더욱더 안보이게 된다. 카메라 렌즈를 피사체에 맞춘 후 시간적 여유를 갖고 줌을 조절해야 피사체가 뚜렷하게 보이듯, 수련자도 의식을 차분히 하부 라이트볼에 둔 상태에서 "보려는 마음을 가지고" 기다려야 한다. 그러면 카메라 초점이 맞춰지며 피사체가 선명해지는 것처럼, 보려고 하는 대상이 서서히 드러난다. 수련자는 이때 드러나는 것을 있는 그대로 인정하고 보면 된다. 물론 상부 라이트볼이 작동하면서 대상이 보여지는 시간은 연습을 거듭할수록 빨라진다.

## 라이트바디 수련 이후의 복습

라이트바디 수련자는 계획을 세워 복습을 해주어야 한다. 에너지모으기, 허리 에너지라인, 척추 에너지라인, 코어 에너지라인, 경락 에너지라인 수련을 매일 조금씩 해주어야 한다.²⁴ 그리고 에너지안정화, 에너지트라이앵글, 에너지퓨전, 에너지볼, 라이트퓨전 수련은 적어도 2~3개월에 한 번 정도는 해주는 것이 좋다. 물론 복습을 자주 해주면 더욱 좋다.

12정경과 기경 8맥을 매일 복습할 때는 2분 안에 에너지로 돌리는 수련을 위주로 하지만, 계획을 세워 맨 처음 경락 에너지라인 수련을 시작했을 때처럼 한 경락씩 다시 복습해주면 좋다. 이렇게 의식을 온전히 실어서 한 경락씩 닦아주지 않으면 경락의 빛이 약해져서 나중에 라이트바디 수련도 잘 되지 않게 된다. 다른 단계와 달리 경락 에너지라인 수련은 하루에 모두 의식을 실어서 에너지돌리기 복습을 하기가 쉽지 않다. 그래서 계획적으로 시간을 두고 꾸준해 닦아 주어야 한다. 이때 폐경과 위경은 매일 하나씩 복습하는 것이 좋다. 폐경과 위경 복습을 기본으로 하고 시간적 여유가 있으면 나머지 경락을 닦으면 좋다. 라이트바디 수련 단계에 이르렀다면 전 단계 복습이 그렇게 어렵지 않다.

에너지안정화, 에너지트라이앵글, 에너지퓨전, 에너지볼, 라이트퓨전 복습을 할 때에는 시간을 정해서 하는 것보다는 한 단계의 수련을 마칠 때까지 복습해야 한다. 예를 들어 에너지안정화 수련은 온양 구슬이 떨어질 때까지 해주고, 라이트퓨전 수련은 온전히 라이트퓨전이 끝날 때까지 복습한다. 이렇게 복습을 해주어야 라이트바디 수련이 탄력을 받는다.

라이트바디 과정은 기본 호흡 수련의 마지막이자 완성 단계라 할 수 있다. 하지만 이전 과정이 온전히 되어있어야 라이트바디 수련의 효율성이 높아진다. 특히 라이트바디 과정에 이제막 올라왔다면 라이트바디 수련에 용맹정진해야 하지만, 이전 단계 복습도 계획적으로 해주어야 한다. 그렇지 않으면 시간이 갈수록 라이트바디 수련 자체도 잘 되지 않을 뿐만 아니라, 나중에 다시 이전 단계 복습을 해서 채우려면 2배, 3배의 힘이 들기 때문이다.

---

²⁴ 복습을 할 때 선앤숨 1단계에서 했던 에너지센터 만들기(와식) 수련도 해주는 것이 좋다. 하부 에너지센터가 항상 안정적으로 형성되어 있어야 다른 모든 단계 수련이 힘을 받기 때문이다. 와식 복습을 할 때에는 스티커를 반드시 붙이고 손가락을 석문혈에 댄 상태에서 진행한다.

## 라이트바디 수련에서의 수심

이전 단계 수련에서도 수심이 수련에 중요한 역할을 했지만, 라이트바디 이후 수련에서의 수심修心 비중은 거의 절대적이다. 보통 수심, 즉 "마음을 닦으라"는 말을 들으면, "도덕적, 윤리적인 측면에서 뭔가 잘못이 없는가?" 하는 질문을 스스로 하게 된다. 하지만 호흡 수련에서의 수심은 도덕적이거나 윤리적인 측면의 자책이 아니라, "자기 한계의 틀을 인식하고, 인정하고, 변화시켜 나가는 과정"이다.

먼저 공부가 된 선배와 도담道談을 나누면서, 호흡 수련 중에, 또는 일상의 사색思索 중에도 수심은 이루어진다. 그렇기 때문에 수련자는 늘 열린 마음으로 깨어있어야 한다. 열린 마음으로 깨어있어야 자신에게 부족한 것이 무엇인지, 그리고 그 부족한 부분을 스스로 인정하고 변화시키기 위해서 어떻게 해야 하는지 알 수 있다. 이런 과정을 통해 하나하나 깨달아가면 마음이 닦이게 된다. 그러면 수련에 획기적인 진전이 생긴다.

라이트바디 이후 수련의 핵심은 도광道光이다. 그리고 도광은 자기 "근본 마음의 빛"이다. 따라서 어떠한 도광이 얼마나 내려오게 만들지는 자신의 "마음 닦음"에 달려있다. 자신의 마음이 밝아져 인식의 틀이 확장된다면, 즉 수심이 잘 되어 있다면, 아주 밝고 고차원적인 도광이 무한히 내려오게 된다. 라이트바디 수련에서 수심이 절대적으로 중요한 이유가 바로 여기에 있다.

하지만 수심에는 "자신의 인식 범주를 벗어나는 부분"이 있다. "자신이 전혀 알 수 없는 차원의 일"이 수심일 수 있다는 뜻이다. 자신이 전혀 알지 못하는데 수심을 하라고 하면, 그리고 수심이 꼭 필요하다고 하면, 그 수심을 한다는 행위 자체가 때론 거의 불가능하게 느껴질 수도 있다. 설령 자신이 닦아야 할 마음, 변화시켜야 할 마음이 어떤 것인지 스스로 알고 있다 하더라도, 지금까지 자신이 성장해온 환경 때문에 그 마음을 닦거나 변화시키는 일이 넘지 못할 장벽처럼 느껴지기도 한다. 하지만 진정한 수련자라면 스스로 찾고, 인정하고, 변화해야 한다. 그것이 수련의 관건이다. 자신의 마음이 닦여야 새로운 차원의 빛 공부가 열린다.

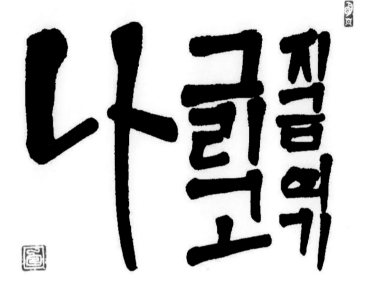

나를짊어고억

# Part 4

●

## 마무리 운동__Cooling Down

> 자기가 얻은 것을
> 가볍게 여기지 말라.
> 남을 부러워하지도 말라.
> 남을 부러워하는 수행자는
> 마음의 안정을 얻지 못한다.
>
> – 법구경 中

에너지명상을 마치면 마무리 운동을 통해 몰입 상태에 있던 몸을 깨운다. 여기서는 자연스럽게 에너지명상을 정리하는 마무리 운동 두 가지를 소개한다.

마무리 운동은 수련 중에 활성화되었던 에너지를 에너지센터에 갈무리하고, 육체가 수련 상태에서 일상으로 자연스럽게 빠져나올 수 있도록 해주는 운동이다. 마무리 운동을 하지 않고 수련 상태에서 갑자기 자리에서 일어나게 되면 체질에 따라 약한 현기증, 구토증, 피로감이 생길 수도 있다. 이는 의식이 고요하고 안정된 상태에서 갑자기 몸을 움직이다보니 체액 순환, 혈액 순환, 신경 흐름, 에너지 흐름 등이 일시적으로 깨져서 생기는 현상이다.

## 마무리 운동 요령

수련자는 처음부터 끝까지 하나의 흐름으로 이어지게 동작을 해야 한다. 구분된 여러 동작을 하나의 흐름으로 부드럽게 연결한다는 마음으로 해야, 수련 중 온몸에 퍼진 에너지를 안정적으로 에너지센터에 갈무리 할 수 있다. 또한 호흡이 동작과 일치해야 한다. 동작과 호흡을 따로 하게 되면 오히려 몸에 부작용이 있을 수 있다. 호흡을 동작에 맞추어 천천히 하면 자연스러운 에너지 리듬을 타게 되며 마무리 운동의 효과도 커진다.

마무리 운동을 할 때는 "가느다란 실이 계속 이어지게 한다"는 마음으로 호흡을 한다. 들이 쉬고 내쉬는 호흡을 동작과 함께 가늘고 길게, 그리고 정확한 에너지센터로 깊게 해야 마무리 운동의 효율성이 높아진다. 이때는 자신의 호흡력에 맞추어 본수련 때보다는 호흡을 조금 더 길게 하는 것이 좋다. 호흡을 동작과 일치시켜 흐름을 부드럽게 끝까지 유지하는 것이 마무리 운동의 핵심이다.

여기서는 다음 두 가지 마무리 운동을 소개한다.
>     CD #1. 호흡시퀀스
>     CD #2. 연동시퀀스

# CD #1
## 호흡시퀀스°

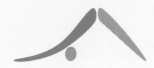

**호흡시퀀스 °** ──────────────────────────────

**1.** 바닥에 누운 자세에서 손/발가락을 자유롭게 움직여준다.

**2.** 양발 뒤꿈치를 붙인 자세에서 엄지 발가락을 빠르게 부딪친다(**36**회 이상).

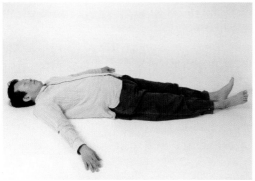 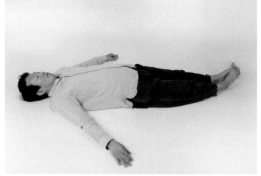

**3.** 양손바닥을 열이 날 때까지 충분히 비벼준다. 그런 다음 따뜻해진 손바닥으로 얼굴과 목 부위를 골고루 세수하듯 문질러준다. 따뜻해진 손바닥으로 눈을 덮어서 손바닥의 열감이 눈 깊숙한 곳까지 전달되도록 해준다.

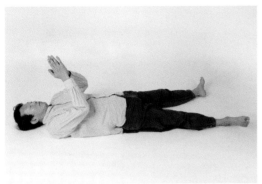
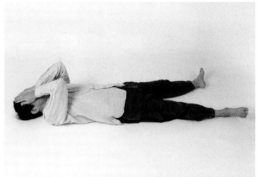

**4.** 양손을 사선으로 바닥을 내리친다(**5회**).

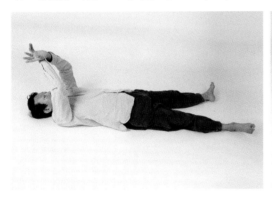
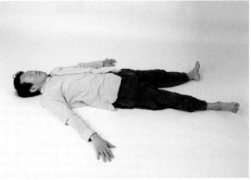

**5.** 양다리를 세워 바닥으로 천천히 떨어뜨린다. 이때 양발은 붙이고 발목은 직각을 유지한다. 그래야 종아리 부위의 근육이 바닥에 먼저 닿아 발목이 다치지 않는다(**5**회).

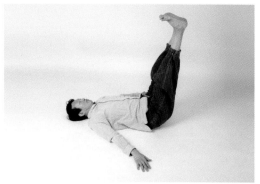
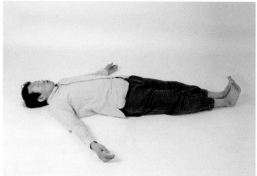

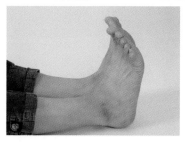

**6.** 고개 돌리는 방향 기준으로 남좌여우이다(**5**회).

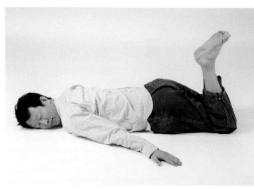
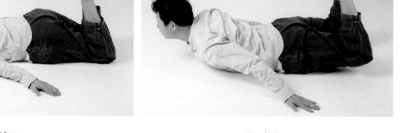

내쉬고                                    들이쉬고

**7.** 주먹을 쥐고 양팔을 "ㅅ"자 모양으로 만든다. 이때 왼주먹은 아래로 놓고 오른주먹을 위로 얹는다. 여자는 남자와 반대로 오른 주먹이 아래로 가게 한다. 엎드린 자세에서 이마(인당)를 주먹 위에 댄다(준비동작). 뻗는 발 기준 남좌여우(좌우 각각**6**회).

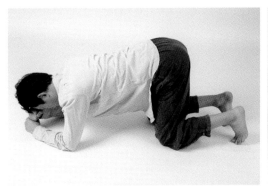 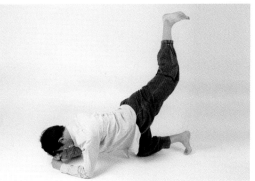

내쉬고 들이쉬고

**8.** 얼굴은 대각선 **45**도 방향으로 하늘을 바라본다. 몸통 돌리는 방향 기준으로 남좌여우(좌우 각 **6**회).

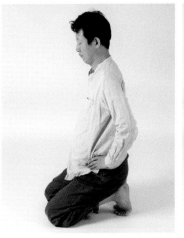 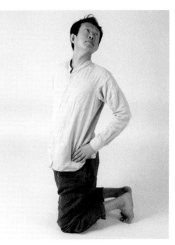

내쉬고 들이쉬고

**9.** 양손을 깍지 껴서 발끝을 잡은 자세에서 무릎을 상하로 **18**회 이상 흔든다.

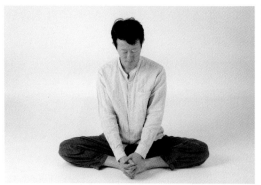 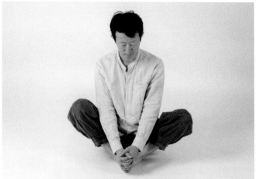

**10.** 호흡에 맞춰 상체를 앞으로 숙인다(**5**회).

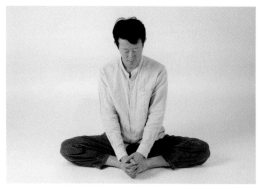 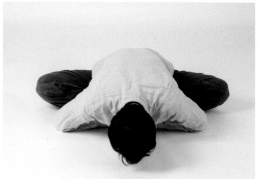

들이쉬고                                          내쉬고

**11.** 양손으로 양발끝을 잡는다(**5**회).

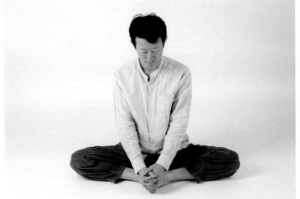

내쉬고

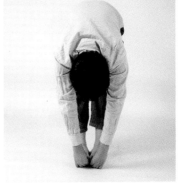

들이쉬고

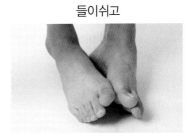

**12.** 양발을 넓게 펴고 앉는다. 그런 다음 양주먹으로 엉덩이, 무릎, 발목까지 충분히 풀릴 수 있도록 두 드린다.

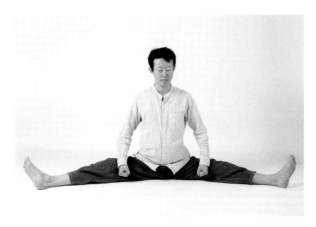

**13.** 어깨, 팔, 손까지 두드려준다.

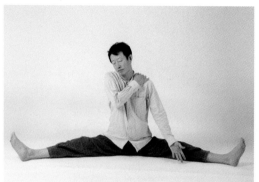 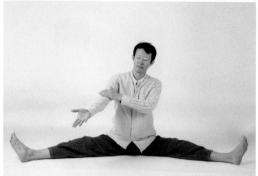

**14.** 양손을 세게 비벼서 허리의 신장 부위를 마찰한다.

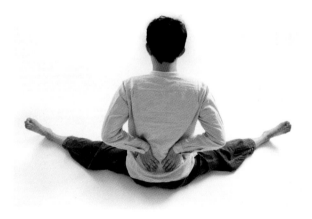

**15.** 상체를 좌우측으로 최대한 틀어 준다.

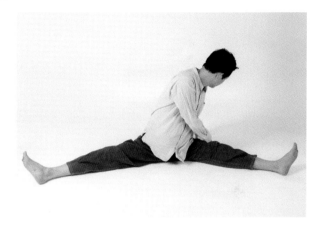

**16.** 상체를 굽혀 배와 가슴이 바닥에 닿게 한다. 양손은 양발목을 잡는다(**5회**).

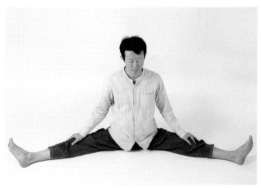

들이쉬고

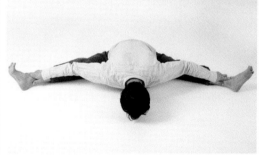

내쉬고

**17.** 남좌여우(좌우 **6**회).

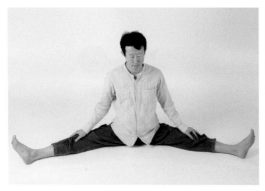
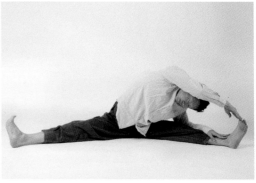

들이쉬고　　　　　　　　　　　　　　　내쉬고

**18.** 들어올린 발 기준으로 남좌여우. 이때 고개는 들어 코가 지면과 수평이 되게 한다(**5**회).

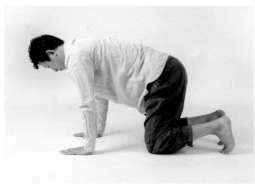

내쉬고　　　　　　　　　　　　　　　들이쉬고

**19.** 양손을 깍지 낀 자세에서 중부 에너지센터 옥당에 댄다. 이때 양발 끝은 붙인다(**6**회 호흡).

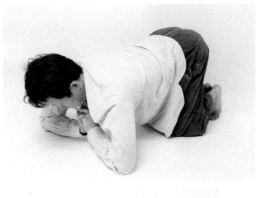 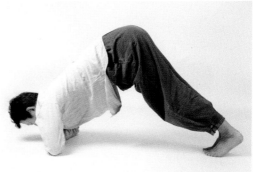

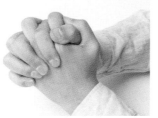

**20.** 양손은 깍지를 껸다. 남좌여우(좌우 **10**회).

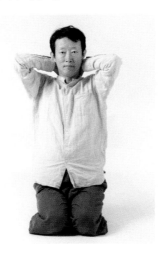 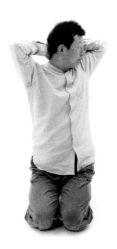

내쉬고            들이쉬고

**21.** 몸을 최대한 아치형으로 만든다. 들어올린 발 기준으로 남좌여우(좌우 **5**회).

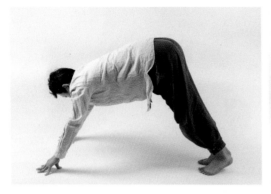

내쉬고

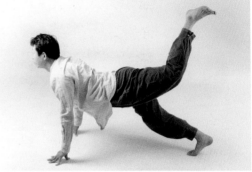

들이쉬고

**22.** 하부 에너지센터에 에너지를 갈무리한다.

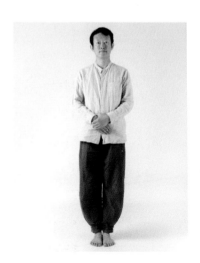

# CD #2

## 연동시퀀스°

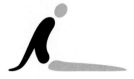

## 연동시퀀스 °

1. **발바꾸기 – 코어연동 기본**

   편하게 누운 자세에서 바디스캔(무게분산, 긴장상태, 호흡상태를 체크)을 한다. 숨을 들이쉬면서 다리를 당겼다 내쉬면서 세운다. 세운 다리를 펴면서 숨을 들이쉬고, 다 편 다음에 숨을 내쉰다. 다리를 당겼다 세우고, 편 후 쉬는 동작을 반복할 때 상체의 긴장을 빼면, 골반이 자연스럽게 앞뒤로 굴러가며 코어연동(인체 중심부에서 일어나는 움직임의 흐름)이 일어난다. 펴고 당기는 동작을 할 때 발뒤꿈치는 바닥에서 **5cm** 정도 뗀다. 하지만 허리에 통증이 있는 사람은 발을 바닥을 지면에서 미끄러뜨리며 동작한다. 동작의 횟수는 최소 **3**회에서 **10**회 이내로 조절(다른 동작들도 동일).

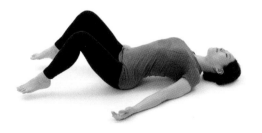
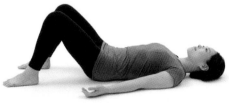

## 2. 아치앤컬 – 기본

양손을 골반이나 하복부에 올려놓고 허리에 아치(**Arch**)를 만들었다가 다시 편하게 내려놓는다. 들이쉬는 숨에 아랫배를 부풀리면서 척추기립근을 수축하고, 내쉬는 호흡에 허리를 바닥에 내려놓는다. 골반이 통나무처럼 발뒤꿈치를 향해 굴러갔다 굴러오는 느낌으로 동작을 하면, 골반에서 일어난 코어연동이 척추를 타고 목과 턱까지 지나간다. 몸에 긴장이 많은 사람은 코어연동이 일어날 때까지 어느 정도 시간이 걸린다. 복부, 가슴, 목, 머리의 긴장이 빠지면 자연스럽게 연동이 일어난다. 이 동작을 통해 복강을 확장시키는 호흡을 한다.

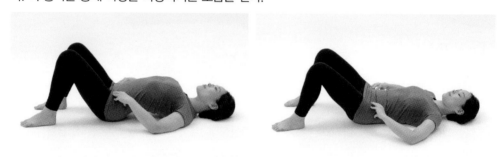

## 3. 아치앤컬 – 응용

양손을 머리 옆쪽에 댄 상태에서 숨을 들이쉬면서 아치를 하고 내쉬면서 컬(**Curl**)을 한다. 컬을 할 때는 상체를 들면서 복직근을 수축하며, 양손 팔꿈치를 모은다. 근육을 수축할 때는 항상 과하지도 않고 부족하지도 않는 지점까지 갔다가 잔여긴장이 생기지 않도록 완전히 이완한다. 근육이 수축할 때 몸의 어느 부위에 긴장이 생기는지, 호흡은 어떻게 바뀌는지 인지하면서 동작을 한다.

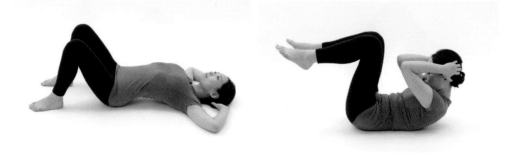

## 4. 척추도미노

꼬리뼈부터 척추 마디를 하나씩 말아 올린다. 숨을 들이쉬면서 천골과 요추를 지나 경추까지 척추 마디를 하나씩 도미노처럼 바닥에서 떨어뜨린다. 브릿지 자세에서 다시 아래로 한 마디씩 내려오면서 숨을 내쉰다. 척추 중심선이 비틀어지지 않도록 몸의 좌우 균형을 유지한 채로 동작한다. 들숨의 끝에서 흉곽을 가볍게 확장한 후 내쉴 때는 긴장이 하나도 남지 않도록 내려놓는다. 이 동작을 통해 흉강을 확장시키는 호흡을 한다.

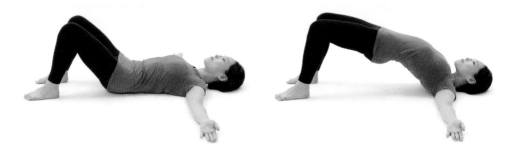

## 5. 측굴 – 측면연동 기본

숨을 들이쉬면서 왼쪽 허리 근육을 수축하여 골반을 위쪽으로 당기고 내쉬면서 오른쪽 허리 근육을 수축한다. 연동시퀀스를 할 때 상체는 늘 긴장을 빼고 골반이나 다리를 통해 구동된 움직임이 신체 다른 부위, 특히 목과 머리로 자연스럽게 흘러 들어갈 수 있게 한다. 상체와 척추의 긴장이 빠져있으면, 허리 근육을 수축해 측굴했을 때 머리는 자연스럽게 측굴 방향으로 회전된다.

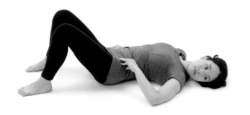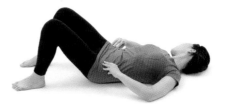

## 6. 다리 들고 측굴

**5**번과 요령은 같다. 발바닥을 지면에서 떼서 허리가 바닥에 닿은 상태에서 측면연동을 한다. 그러면 허리 측면의 다른 근섬유가 자극받는다.

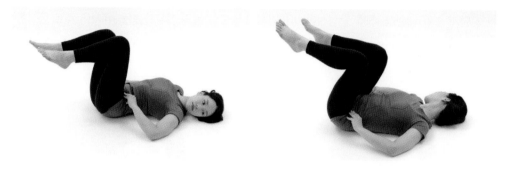

## 7. 손을 뻗으면서 측굴

요령은 앞의 동작과 같다. 손을 뻗으면서 반대쪽 허리를 수축한다.

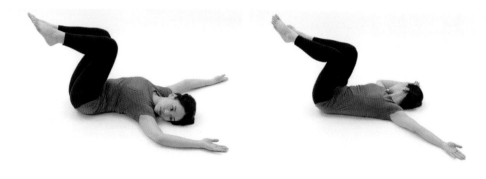

## 8. 손발 동시에 뻗으면서 측굴

요령은 앞의 동작과 같다. 같은 쪽 손과 발을 동시에 뻗으면서 반대쪽 허리를 수축한다.

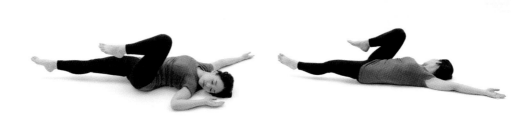

## 9. 스키타기 – 회전연동 기본

양발을 모은 자세에서 스키를 타듯 모은 다리를 좌우로 회전한다. 숨을 들이쉬면서 무릎이 왼쪽 바닥을 향하도록 회전시키고 내쉬면서 원래 자세로 돌아온다. 또 숨을 들이쉬면서 무릎을 오른쪽 바닥으로 회전시키고 내쉬면서 원래 자세로 되돌아온다. 상체의 긴장이 빠져있으면 목은 자연스럽게 무릎이 돌아가는 반대 반향으로 회전한다.

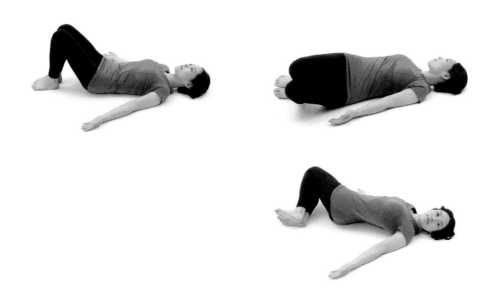

## 10. 회전 - 응용

요령은 **9**번과 같다. 다만 발을 좀 더 넓게 벌리고 동작을 한다. 회전력이 어깨를 지나가는 것이 감지되면, 손끝까지 자연스럽게 흐름을 이어 추동(연동의 흐름을 받아 의도적으로 더 밀어주는 동작)시킨다.

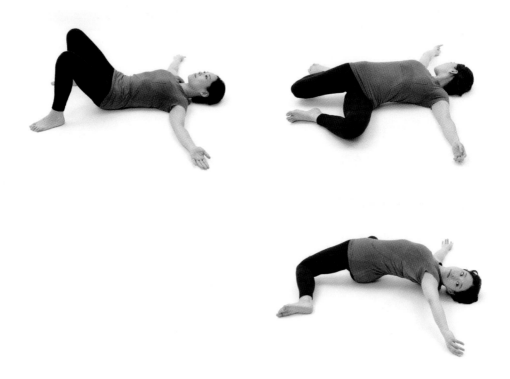

## 11. 좌측 엉덩관절 분리

왼발을 뒤로 접어서 앉는다. 양손은 무릎에 댄 자세에서 숨을 들이쉬면서 왼무릎을 들어올린다. 이때 상체는 왼쪽으로 돌리고 시선은 오른쪽 어깨 너머를 바라본다. 오른쪽 어깨도 내회전시킨다. 숨을 내쉬면서 왼무릎을 바닥에 내려놓고 상체를 오른쪽으로 회전한다. 이때 시선은 왼발 뒤꿈치를 바라본다. 다리에서 일어나는 회전력이 골반을 지나 척추와 목으로 자연스럽게 올라가면, 그 회전력을 받아 눈까지 회전한다. 이때 눈을 움직이는 근육이 살짝 당기는 지점까지 눈을 돌린다.

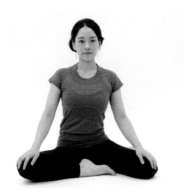
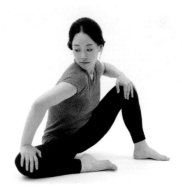
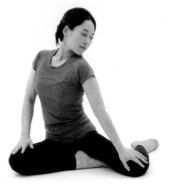

## 12. 우측 엉덩관절 분리

**11**번과 반대로 동작한다

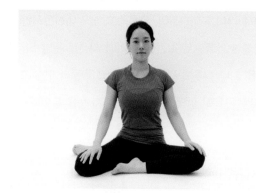
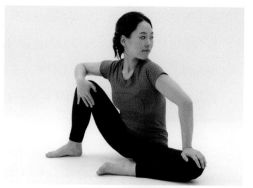

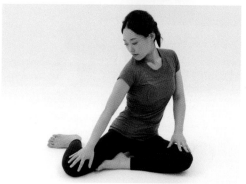

### 13. 하체 전체 회전

**12**번 마지막 자세에서 그대로 양무릎을 우회전한다. 회전할 때 양손은 양무릎에서 떼지 않는다.

호흡에 맞춰 좌회전 우회전을 반복한다. 상체는 하체의 회전과 반대이다.

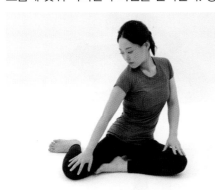 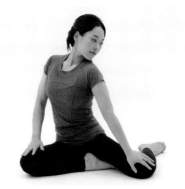

### 14. 마무리

**12**번 마지막 동작에서 회전력을 이용해 일어난다. 양손을 모아 하부 에너지센터 앞에 모으고 호흡

을 갈무리한다. 서로 인사를 하며 마무리한다.

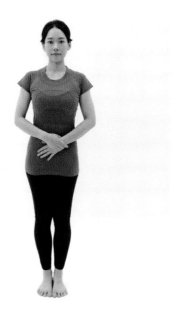

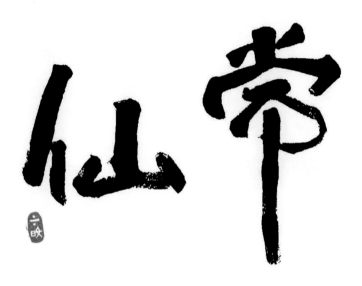

수련자는 "자신의 숨"을 찾아야 한다.
그래서 "자신의 마음"을 찾아가야 한다.
이 책은 하나의 디딤돌이지 전체가 아니다.
이 책에 나온 수련법을 길잡이 삼아
"자신의 숨"을 찾은 후
"자신의 마음"을 찾아가야 한다.

# 1

•

## 동신촌법

인체는 전체에 대한 부분의 비율이 조화롭게 구조화되어 있다. 따라서 인체에서 길이를 잴 때는 단순히 수학적인 개념의 길이 산정법을 그대로 적용해서는 안 된다. 특히 무예나 수련에서 길이 산정을 할 때는 개인의 몸의 비율에 따라야 한다. 동신촌법同身寸法은 자신의 신체를 기준으로 혈자리나 손발의 위치를 설정하는 방법이다. 선앤숨 에너지명상에서는 수련자의 자세와 혈자리를 잡을 때 자신의 손을 기준으로 한다. 그 기준은 다음과 같다.

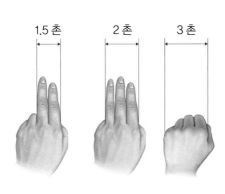

- 여기서는 1.5촌寸과 2촌 그리고 3촌의 기준만 제시한다.
- 1.5촌은 검지와 중지 두 번째 마디를 이은 길이이다.
- 2촌은 검지, 중지, 약지의 두 번째 마디를 이은 길이이다.
- 3촌은 주먹 하나 길이이다.

# 2

•

## 마인드디렉팅

마인드디렉팅<sup></sup>Mind Directing은 마음을 쓰는 방법으로, 심법 또는 심결이라고도 한다. 본문에서 이미 이야기 했듯, 선앤숨 수련에서 이야기하는 마음은 "근원의 에너지<sup>빛</sup>"이다. 그래서 마인드디렉팅<sup>이하</sup> MD은 근원의 에너지<sup>빛</sup>를 사용하는 법이라 할 수 있다. 선앤숨의 모든 수련 과정은 결국 MD 수련이다. 따라서 MD를 제대로 걸어 주어야 그에 걸맞는 에너지<sup>빛</sup>가 형성되며<sup>내려오며</sup> 수련이 올바르게 진행된다. 당연히 MD를 거는 주체는 자신이고, 자신이 어떻게 MD를 거느냐에 따라 형태가 같은 MD라도 전혀 다른 결과를 가져올 수 있다. 그러므로 선앤숨 수련자는 MD를 걸기 전에 자신의 마음에 대해 깊은 성찰을 해보아야 한다.

MD를 걸 때의 요령은 다음과 같다. 첫째, 믿음이 있어야 한다. "될까, 안 될까" 하는 흔들리는 마음보다는 믿음을 갖고 MD를 걸어주어야 한다. 그래야 힘이 실린 MD가 된다. 둘째, 정성을 다해야 한다. 지극한 정성으로 걸어주어야 "MD의 목표"에 에너지<sup>빛</sup>가 온전히 안착된다. 셋째, 순수함이 필요하다. 순수한 마음으로 MD를 걸어주어야 자신의 고정관념에 의해 방해를 받지 않는 온전한 에너지<sup>빛</sup>가 실린다.

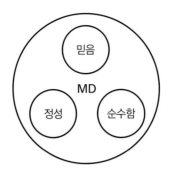

MD는 수련을 시작할 때 속으로 짧고 강하게 세 번만 건다. 수련 중 의식이 끊어지면 의식을 깬 후 한 번 정도 다시 걸고 수련에 임한다.

MD는 크게 두 가지 형태가 있다. 한 가지는 수련 때 의도를 갖고 걸어주는 MD이며, 다른 한 가지는 무의식 중에 형성된 MD이다. 앞의 MD는 누구나 어렵지 않게 이해한다. 하지만 무의식 중에 형성된 MD를 이해하는 것은 쉽지 않다. 예를 들어 채식주의를 고집하는 수련자가 있어서 평생 채식만을 해왔다고 가정해보자. 이 수련자에게 육식은 자신의 건강에 해가 되는 매우 나쁜 행위이다. 따라서 "육식이란 좋지 않은 식습관"이라는 MD가 무의식 중에 걸려 있을 수 있다.

설상가상으로 이 수련자의 MD가 과거 고기를 먹은 후 심한 구토와 위경련에 시달렸던 끔찍한 경험에 기반을 두고 있다면 어떨까? 이런 경험을 했던 수련자의 경우 아무리 의도를 가지고 "육식이 반드시 나쁜 것은 아니다", "상황에 따라 육식을 할 수도 있다"는 MD를 걸어준다고 해도 그 효과는 크지 않을 것이다. 따라서 선앤숨 수련자는 늘 자신을 성찰하며 "살아오면서 후천적인 요인에 의해 형성된 고착된 관념"은 없는지 되돌아 봐야 한다. 그래야 의도가 실린 MD를 더욱 힘 있고 밝게 걸어줄 수 있다. 진정한 MD는 수심의 영역과 밀접하게 관련되어 있다. 수심, 즉 마음이 얼마나 잘 닦여 있느냐에 따라 MD는 전혀 다르게 작용한다.

# 선앤숨 수련 단계별 MD

| Level | MD |
| --- | --- |
| Level 1. 에너지센터 만들기 | 우주에 가득한 에너지<sup>진기</sup>를 호흡을 통해 물이 흐르듯 임맥을 지나 하부 에너지센터 석문에 모은다. |
| Level 2. 에너지센터 채우기 | 에너지를 하부 에너지센터<sup>하단전</sup> 석문에 모은다. |
| Level 3. 허리 에너지라인 | 허리 에너지라인<sup>하주대맥</sup>을 에너지로 유통시킨다. |
| Level 4. 척추 에너지라인 | 척추 에너지라인<sup>소주천</sup>을 에너지로 유통시킨다. |
| Level 5. 에너지안정화 | 하부 에너지센터의 에너지를 독맥을 통해 끌어올려 니환궁 백회에 모은다. |
| Level 6. 코어 에너지라인 | 매 과정마다 다양하게 걸어줄 수 있다. |
| Level 7. 에너지트라이앵글 | 해 – 해의 에너지를 백회로 받아 척추 정중앙을 통해 명문에 모은다.<br>달 – 달의 에너지를 옥당으로 받아 임맥을 지나 회음에 모은다.<br>별 – 별의 에너지를 인당으로 받아 임맥을 지나 석문에 모은다. |
| Level 8. 에너지퓨전 | 극대한 것에서부터 극미한 것까지 우주의 모든 에너지를 온몸으로 흡수하여 하부 에너지센터에 모은다. |
| Level 9. 에너지리딩 – 자연 | 대상물/자연물의 에너지를 옥당으로 끌어서 감정을 알아본다. |
| Level 10. 에너지리딩 – 인간 | 대상/사람의 에너지를 옥당으로 끌어서 감정을 알아본다. |
| Level 11. 경락 에너지라인 | 에너지를 시혈(구체적인 혈명)에 모아서(구체적인 에너지라인)을 유통시킨다. |
| Level 12. 에너지볼 | 천지간의 에너지를 흩어지지 않게 하부 에너지센터에 고정시키고, 하늘의 천냉수를 백회로 받아 하부 에너지센터로 보내 고정시켜 놓은 에너지와 상합시켜 에너지볼을 만든다. |
| Level 13. 라이트퓨전 | 우주 삼라만상의 진기와 바이탈 에너지 등 모든 에너지를 온몸으로 흡수한다. |
| Level 14. 라이트바디 | 개별적으로 전한다. |

3

•

에너지무빙__일양공

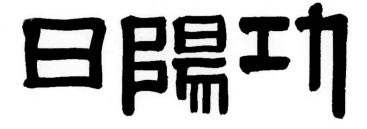

# 일양공 °

**1-1.** 준비 자세(화火 자세)

    **\*** 양손의 손가락 사이 간격은 **1.5**촌이다.

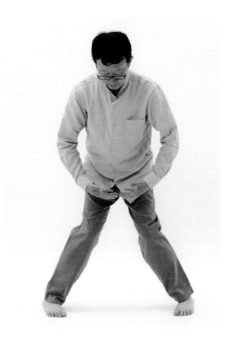

**1-2.** 측면

    **\*** 들이쉬면서 손을 들어 올리고, 내쉬면서 손을

       뒤집어서 내린다(**3**회 반복).

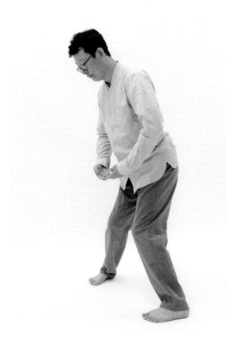

**2-1.** 양손 펴기(손등이 하늘을 향한다).

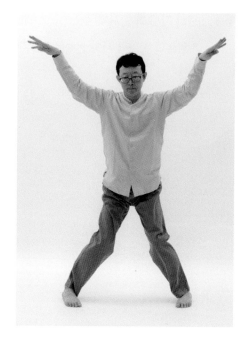

**2-2.** 손 모양

＊ 기본 자세에서 손가락, 손목, 팔꿈치, 어깨의
힘이 풀어지지 않도록 가볍게 역근(근육을 비
틀어 짜는 동작)을 해준다.

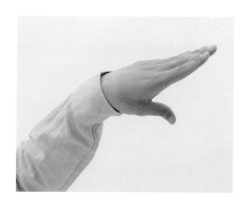

### 3-1. 양손 밀기

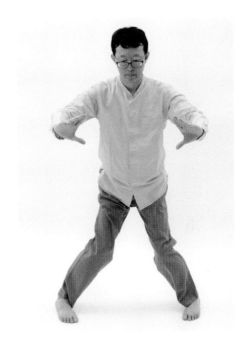

### 3-2. 측면

* 양손 펴기 자세에서 양 손목을 크게 목 뒤로
  돌려 내려 누르듯 손바닥을 앞으로 민다.

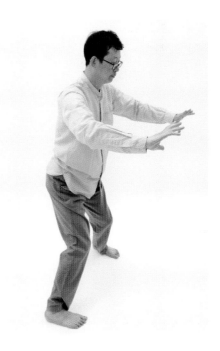

## 4-1.

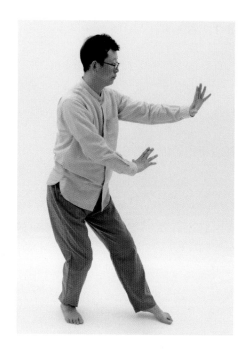

## 4-2. 손 모양

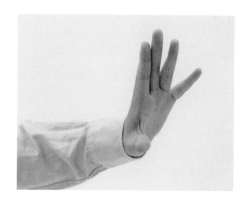

**4-3.** 정면

* 앞선 발의 뒤꿈치를 들고 무릎을 안쪽으로 틀

  어준다. 양발의 엄지발가락이 일직선상에 오도

  록 한다. 검지와 중지가 떨어지지 않게 붙인다.

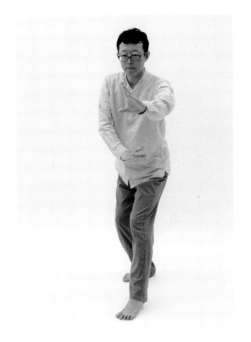

**5-1.**

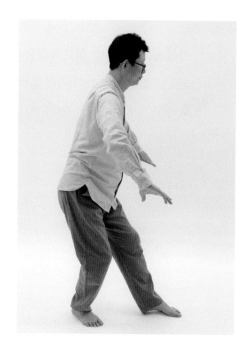

**5-2.** 손 모양

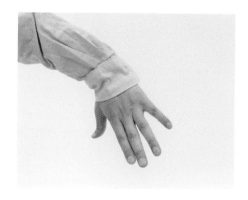

### 5-3. 정면

* 앞선 발의 뒤꿈치를 살짝 들어주며 손끝이 무
  릎을 향하게 한다. 무릎은 정면을 향하게 한다.

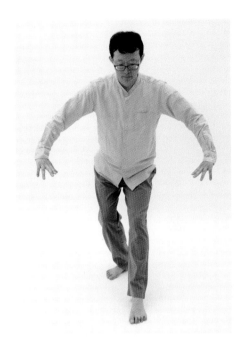

**6-1.**

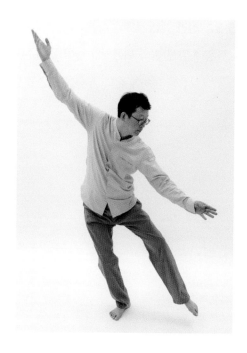

**6-2.** 아래쪽 손 모양

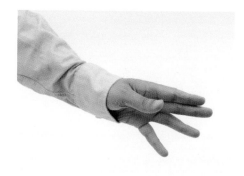

**6-3.** 발 모양

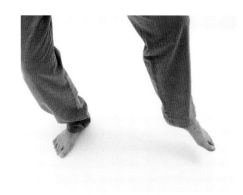

**6-4.** 위쪽 손 모양

　　* 앞발을 지면에서 살짝 들고 엉덩이를 최대한
　　　뒤로 뺀다. 손가락, 손목, 팔꿈치, 어깨의 힘이
　　　풀어지지 않도록 가볍게 역근을 해준다.

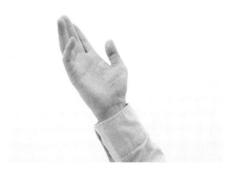

**7.** = **4**의 반대

**8.** = **5**의 반대

**9.** = **6**의 반대

## 10-1.

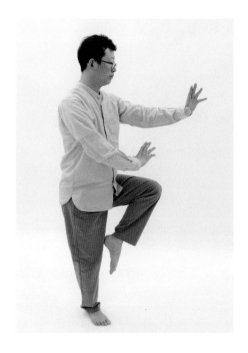

## 10-2. 발 모양

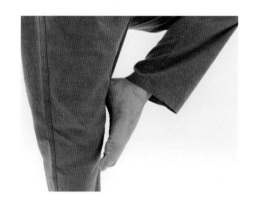

## 10-3. 정면

* 손동작은 **04** 자세와 같다. 들어올린 발로 무

릎을 막는다.

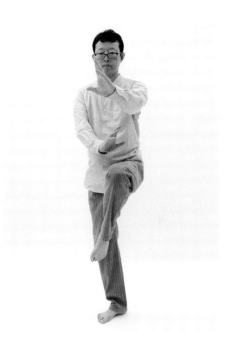

## 11-1.

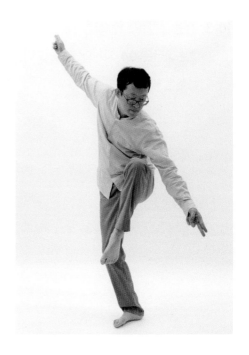

## 11-2. 아래쪽 손 모양

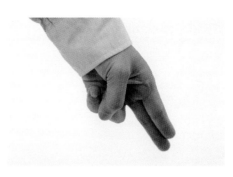

## 11-3. 위쪽 손 모양

    \* 무릎을 최대한 몸 쪽으로 당기며 왼손은 전방
       **45**도 각도로 땅을 향하게 한다. 양팔은 수평.

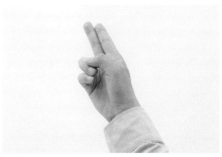

**12.** = **10**의 반대

**13.** = **11**의 반대

 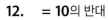

## 14-1.

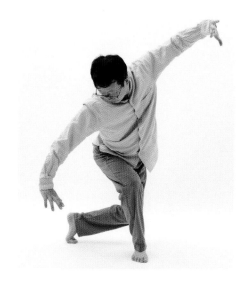

## 14-2. 발 모양

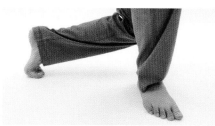

## 14-3. 아래쪽 손 모양

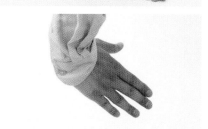

## 14-4. 위쪽 손 모양

> \* 손가락, 손목, 팔꿈치, 어깨의 힘이 풀어지지
> 않도록 가볍게 역근을 해준다.

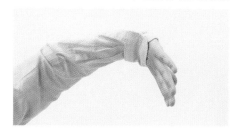

## 15-1.

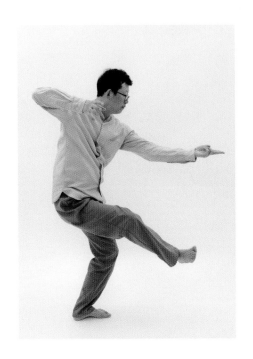

## 15-2. 앞쪽 손 모양

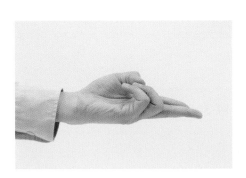

## 15-3. 뒤쪽 손 모양

  * 손가락, 손목, 팔꿈치, 어깨의 힘이 풀어지지
    않도록 가볍게 역근을 해준다.

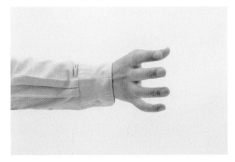

**15-4.** 앞쪽 발 모양

 ＊ 머리와 뻗은 팔, 들어 올린 발이 일직선상에
  오게 한다. 들어올린 손의 노궁혈이 뻗은 손의
  노궁혈을 향하게 한다.

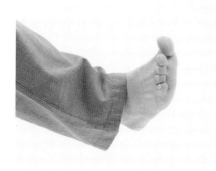

**16.**  = **14**의 반대

**17.**  = **15**의 반대

**18-1.**

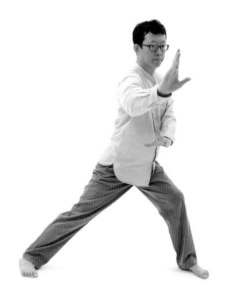

**18-2.** 측면

* 손동작은 **04**의 반대이며 상체를 최대한 앞으로 내밀어 준다. 뻗은 팔과 양 어깨가 일직선상에 오게 한다. 굽은 발의 무릎은 최대한 하부 에너지센터 쪽으로 향하게 한다.

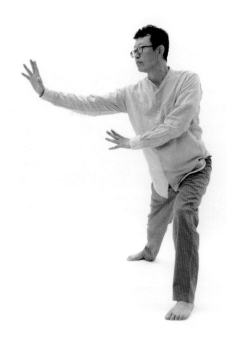

**18-3.**

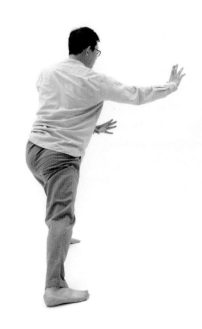

## 19-1.

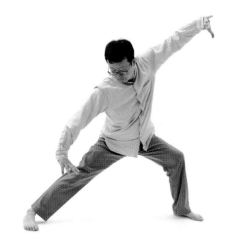

## 19-2. 측면

* 손 동작은 **14**와 같으며 발 동작은 **18**과 같다.

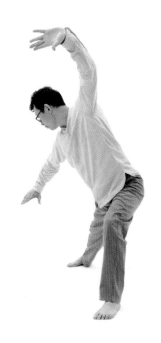

## 20-1.

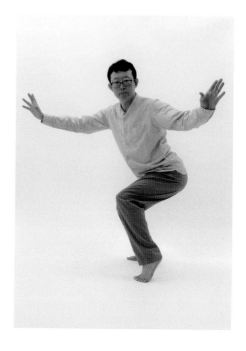

**20-2.** 발 모양, 왼발목을 더 꺽는다.

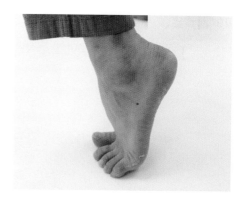

### 20-3. 정면

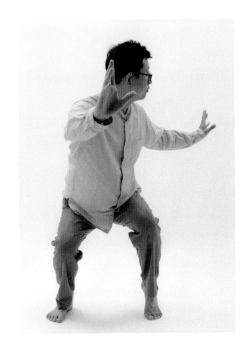

### 20-4. 손 모양

\* 무릎은 정면을 향하게 하며 양팔의 각도는 **135**도이다. 자세를 취한 후 많이 꺽은 발쪽으로 무게중심을 살짝 이동시킨다.

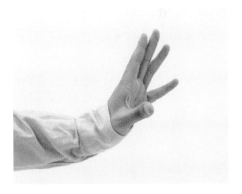

**21.** = **18**의 반대

**22.** = **19**의 반대

**23.** = **20**의 반대

## 24-1.

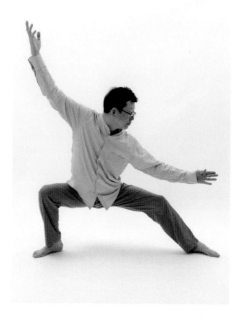

## 24-2.

\* 팔은 **06**의 동작과 같다. 양 팔로 지구를 감싸
듯이 동작을 취한다. 손가락, 손목, 팔꿈치, 어
깨의 힘이 풀어지지 않도록 가볍게 역근을 해
준다.

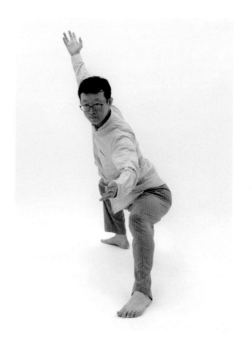

**25-1.**

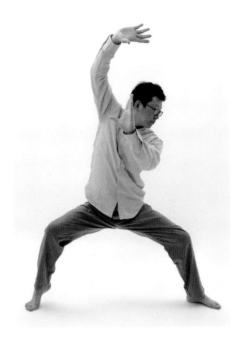

**25-2.** 발 모양, 오른발목을 더 꺽는다.

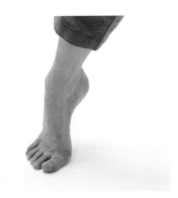

**25-3.**

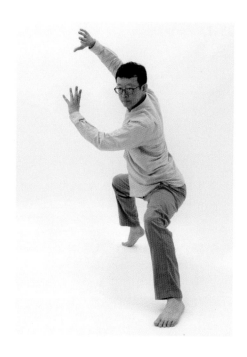

**25-4.** 손 모양

　＊ 체중은 축이 되는 발에 **80%**, 반대 발에 **20%**
　　로 둔다. 한 손은 머리를 방어하고 양손이 직
　　각에 되게 한다.

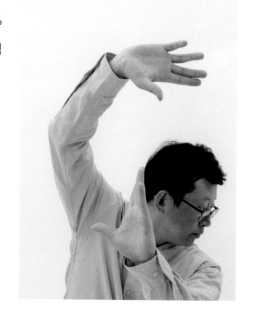

**26.** = **18**의 반대

**27.** = **19**의 반대

**28.** 마무리 자세(수 水 자세)

\* 들이쉬면서 손을 들어올리고 내쉬면서 손을
뒤집어서 내린다(**3**회 반복). 양손의 손가락 사
이 간격은 **1.5**촌이다.

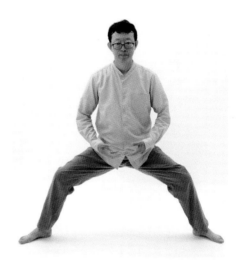

**29-1.** 양손 펴기(손바닥이 하늘을 향한다).

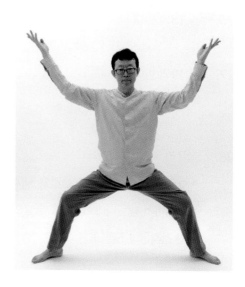

**29-2.** 손 모양

* 손가락, 손목, 팔꿈치, 어깨의 힘이 풀어지지

않도록 가볍게 역근을 해준다.

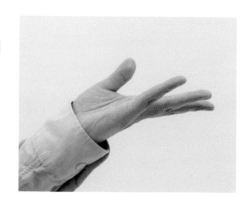

**30.** 양손 밀기

＊양 손목을 고정시킨 상태로 몸 쪽으로 당기고
다시 앞으로 밀어낸다. 이때 태산을 밀듯이 한
다(**3**회 반복).

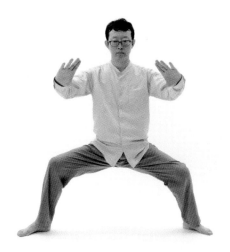

# 4

•

## 에너지라인__Energy Line

본문에서 이미 대맥, 임맥, 독맥에 대해서 다루었다. 여기서는 12정경과 기경 5맥의 흐름도와 시종혈을 소개한다. 합쳐서 17개의 에너지라인EL이 신체 좌우로 배치되어 있기 때문에, 경락 에너지라인 수련에서는 총 34개의 에너지라인을 순서대로 유통시킨다.

| 12정경 | 에너지라인 | 시혈 | 종혈 |
|---|---|---|---|
| EL 1 | 수태음폐경(총 11혈) | 중부 | 소상 |
| EL 2 | 수양명대장경(총 20혈) | 상양 | 영향 |
| EL 3 | 족양명위경(총 45혈) | 승읍 | 여태 |
| EL 4 | 족태음비경(총 21혈) | 은백 | 대포 |
| EL 5 | 수소음심경(총 9혈) | 극천 | 소충 |
| EL 6 | 수태양소장경(총 19혈) | 소택 | 청궁 |
| EL 7 | 족태양방광경(총 67혈) | 정명 | 지음 |
| EL 8 | 족소음신경(총 27혈) | 용천 | 유부 |
| EL 9 | 수궐음심포경(총 9혈) | 천지 | 중충 |
| EL 10 | 수소양삼초경(총 23혈) | 관충 | 사죽공 |
| EL 11 | 족소양담경(총 44혈) | 동자료 | 족규음 |
| EL 12 | 족궐음간경(총 14혈) | 태돈 | 기문 |

| 기경5맥 | 에너지라인 | 시혈 | 종혈 |
|---|---|---|---|
| EL 13 | 양교맥(총 12혈) | 신맥 | 풍지 |
| EL 14 | 음교맥(총 4혈) | 조해 | 정명 |
| EL 15 | 양유맥(총 19혈) | 금문 | 아문 |
| EL 16 | 음유맥(총 7혈) | 축빈 | 염천 |
| EL 17 | 충맥(총 26혈) | 공손 | 공손 |

## 1. 수태음폐경 手太陰肺經

시혈: 중부中府 / 종혈: 소상少商

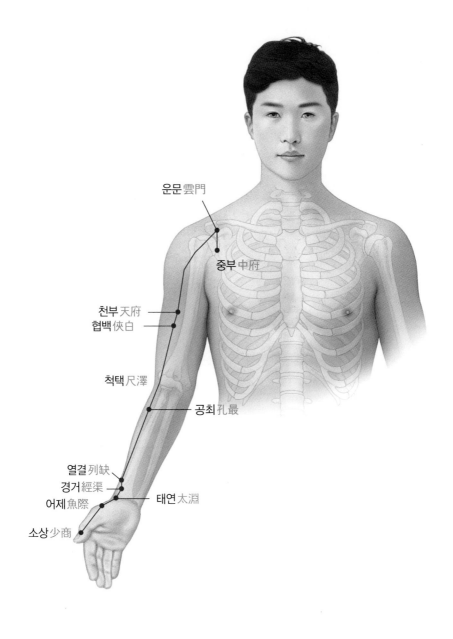

운문雲門

중부中府

천부天府
협백俠白

척택尺澤

공최孔最

열결列缺
경거經渠
어제魚際

태연太淵

소상少商

시혈: 중부中府

* 중부는 운문에서 1촌 아래에
  위치한다. 하지만 직하방이
  아니라 살짝 외측에서 움푹
  들어간 부위이다.

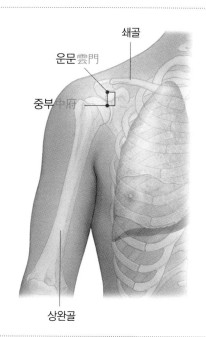

쇄골

운문雲門

중부中府

상완골

종혈: 소상少商

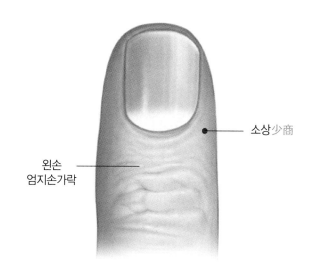

소상少商

왼손
엄지손가락

## 2. 수양명대장경 手陽明大腸經

시혈: 상양 商陽 / 종혈: 영향 迎香

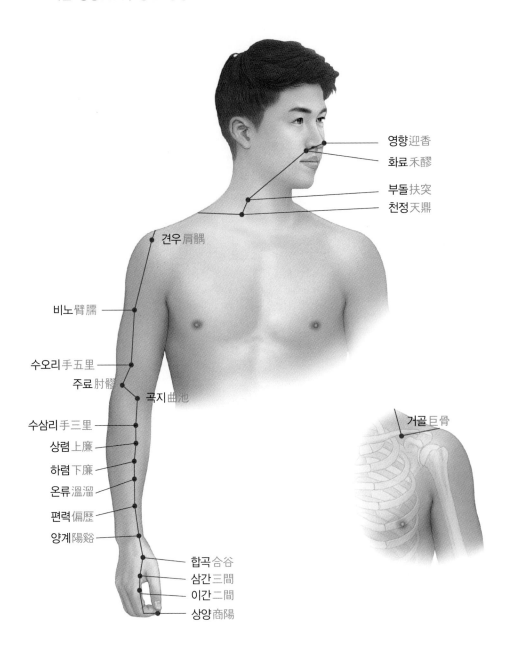

영향 迎香
화료 禾髎
부돌 扶突
천정 天鼎
견우 肩髃
비노 臂臑
수오리 手五里
주료 肘髎
곡지 曲池
수삼리 手三里
상렴 上廉
하렴 下廉
온류 溫溜
편력 偏歷
양계 陽谿
합곡 合谷
삼간 三間
이간 二間
상양 商陽
거골 巨骨

시혈: 상양商陽

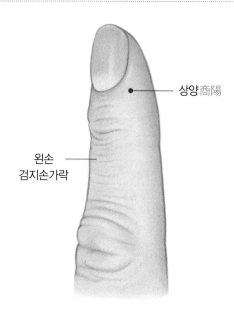

상양商陽

왼손
검지손가락

종혈: 영향迎香

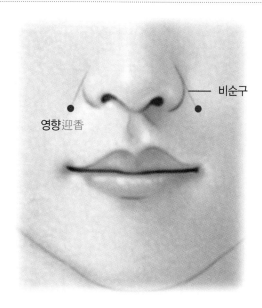

비순구

영향迎香

## 3. 족양명위경足陽明胃經

시혈: 승읍承泣 / 종혈: 여태厲兌

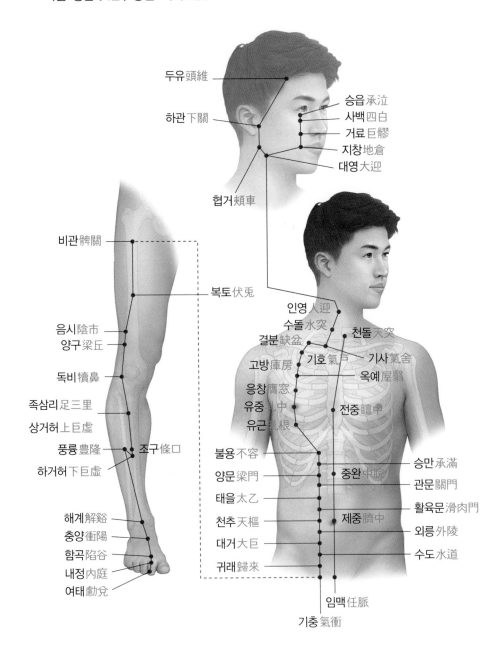

두유頭維
하관下關
협거頰車

승읍承泣
사백四白
거료巨髎
지창地倉
대영大迎

비관髀關
복토伏兎

인영人迎
수돌水突
결분缺盆
기호氣戶
고방庫房
응창膺窓
유중乳中
유근乳根

천돌天突
기사氣舍
옥예屋翳
전중膻中

음시陰市
양구梁丘
독비犢鼻
족삼리足三里
상거허上巨虛
풍륭豊隆
하거허下巨虛

조구條口

불용不容
양문梁門
태을太乙
천추天樞
대거大巨
귀래歸來

승만承滿
중완中脘
관문關門
활육문滑肉門
제중臍中
외릉外陵
수도水道

해계解谿
충양衝陽
함곡陷谷
내정內庭
여태厲兌

임맥任脈
기충氣衝

* 10푼 = 1촌

시혈: 승읍承泣

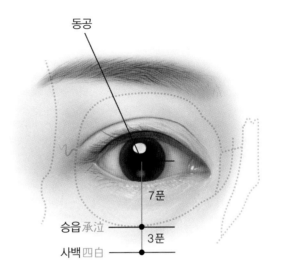

동공

7푼

승읍承泣

3푼

사백四白

종혈: 여태厲兌

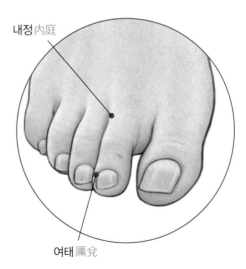

내정内庭

여태厲兌

## 4. 족태음비경足太陰脾經

시혈: 은백隱白 / 종혈: 대포大包

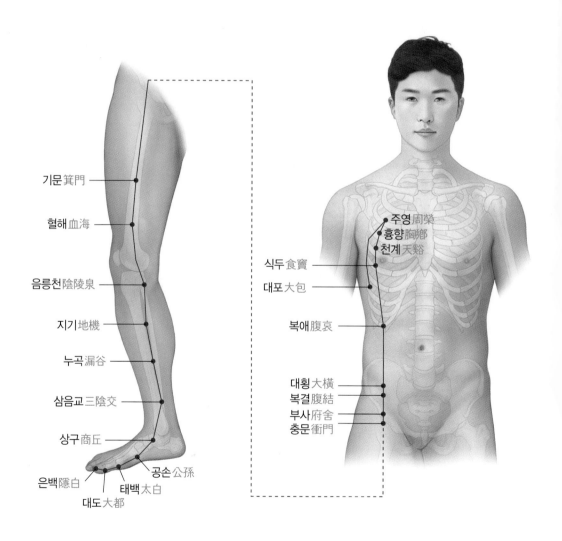

기문箕門

혈해血海

음릉천陰陵泉

지기地機

누곡漏谷

삼음교三陰交

상구商丘

은백隱白

대도大都

태백太白

공손公孫

주영周榮
흉향胸鄉
천계天谿
식두食竇
대포大包
복애腹哀
대횡大橫
복결腹結
부사府舍
충문衝門

시혈: 은백隱白

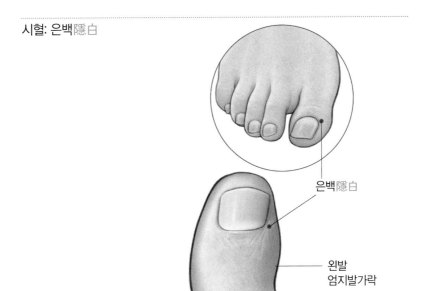

은백隱白

왼발
엄지발가락

종혈: 대포大包

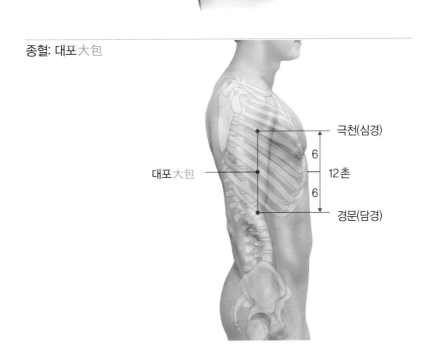

극천(심경)

대포大包

6

12촌

6

경문(담경)

## 5. 수소음심경 手少陰心經

시혈: 극천極泉 / 종혈: 소충少衝

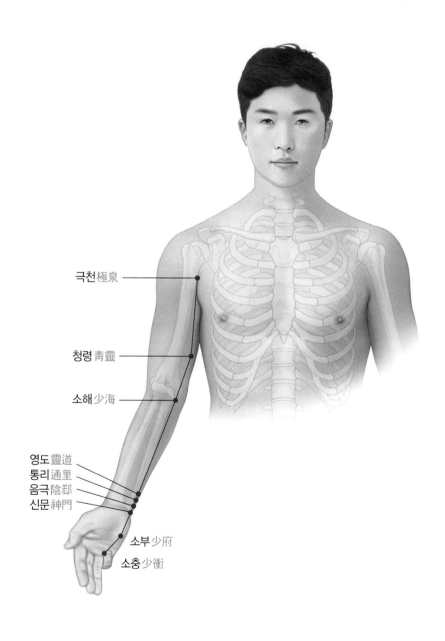

극천極泉

청령靑靈

소해少海

영도靈道
통리通里
음극陰郄
신문神門

소부少府
소충少衝

시혈: 극천極泉

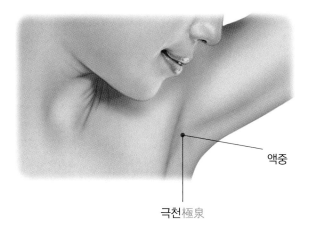

액중

극천極泉

종혈: 소충少衝

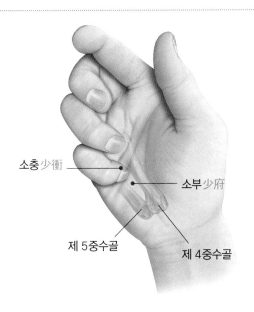

소충少衝

소부少府

제 5중수골

제 4중수골

## 6. 수태양소장경 手太陽小腸經

시혈: 소택少澤 / 종혈: 청궁聽宮

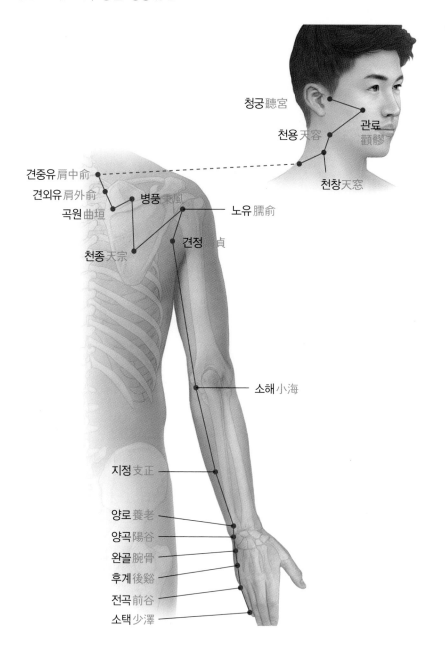

청궁聽宮

천용天容

관료顴髎

천창天窓

견중유肩中俞

견외유肩外俞

병풍秉風

노유臑俞

곡원曲垣

견정肩貞

천종天宗

소해小海

지정支正

양로養老

양곡陽谷

완골腕骨

후계後谿

전곡前谷

소택少澤

시혈: 소택少澤

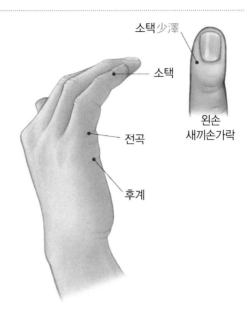

소택少澤

소택

전곡

후계

왼손
새끼손가락

종혈: 청궁聽宮

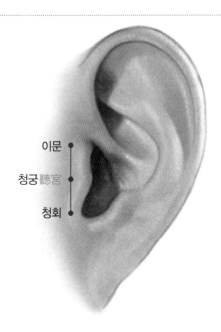

이문

청궁聽宮

청회

## 7. 족태양방광경 足太陽膀胱經

시혈: 정명晴明 / 종혈: 지음至陰

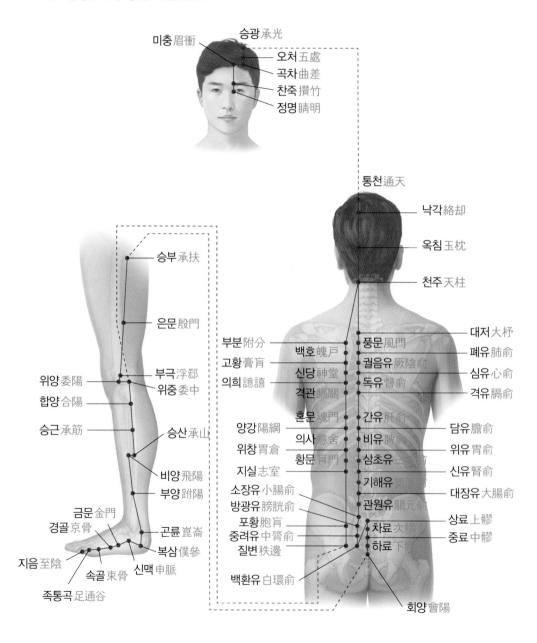

미충眉衝
승광承光
오처五處
곡차曲差
찬죽攢竹
정명晴明

통천通天
낙각絡却
옥침玉枕
천주天柱

승부承扶
은문殷門
부극浮郄
위양委陽
위중委中
합양合陽
승근承筋
승산承山
비양飛陽
부양跗陽
금문金門
경골京骨
곤륜崑崙
복삼僕參
신맥申脈
지음至陰
속골束骨
족통곡足通谷

부분附分
백호魄戶
고황膏肓
신당神堂
의희譩譆
격관膈關
혼문魂門
양강陽綱
의사意舍
위창胃倉
황문肓門
지실志室
소장유小腸俞
방광유膀胱俞
포황胞肓
중려유中膂俞
질변秩邊
백환유白環俞

풍문風門
궐음유厥陰俞
독유督俞
격관膈關
간유肝俞
비유脾俞
삼초유三焦俞
기해유
관원유關元俞
차료次髎
하료下髎

대저大杼
폐유肺俞
심유心俞
격유膈俞
담유膽俞
위유胃俞
신유腎俞
대장유大腸俞
상료上髎
중료中髎

회양會陽

시혈: 정명晴明

찬죽攢竹

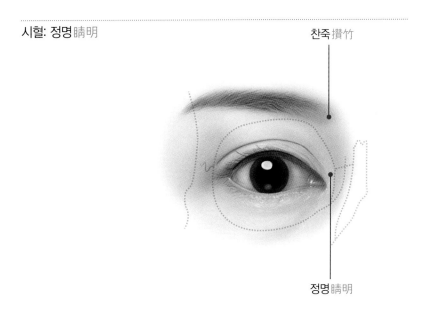

정명晴明

종혈: 지음至陰

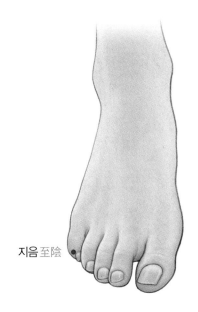

지음至陰

**8.** 족소음신경足少陰腎經

시혈: 용천湧泉 / 종혈: 유부俞府

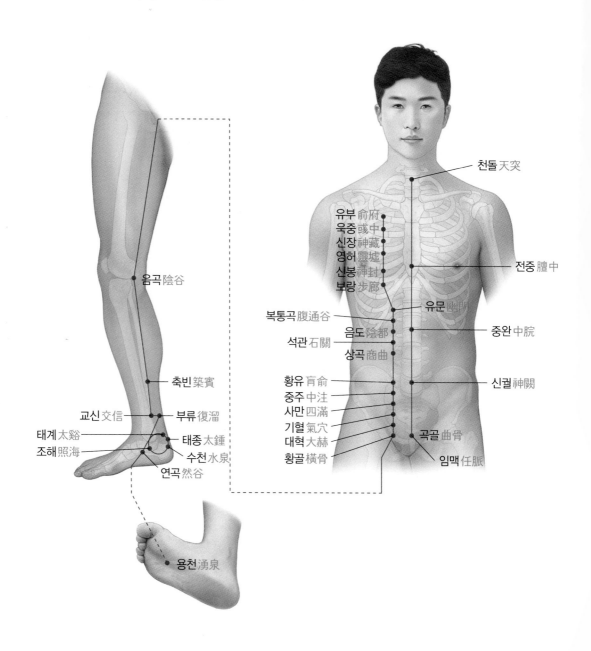

음곡陰谷

축빈築賓

교신交信　　부류復溜

태계太谿　　태종太鍾

조해照海　　수천水泉

연곡然谷

용천湧泉

천돌天突

유부俞府
욱중彧中
신장神藏
영허靈墟
신봉神封
보랑步廊

전중膻中

복통곡腹通谷　　유문幽門

음도陰都

석관石關　　중완中脘

상곡商曲

황유肓俞

중주中注　　신궐神闕

사만四滿

기혈氣穴

대혁大赫　　곡골曲骨

황골橫骨　　임맥任脈

시혈: 용천湧泉

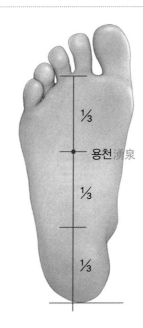

⅓

용천湧泉

⅓

⅓

종혈: 유부俞府

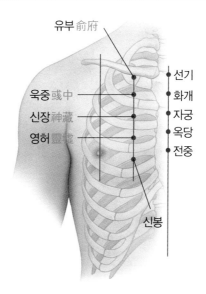

유부俞府

욱중彧中

신장神藏

영허靈墟

선기

화개

자궁

옥당

전중

신봉

**9.** 수궐음심포경 手厥陰心包經

시혈: 천지 天池 / 종혈: 중충 中衝

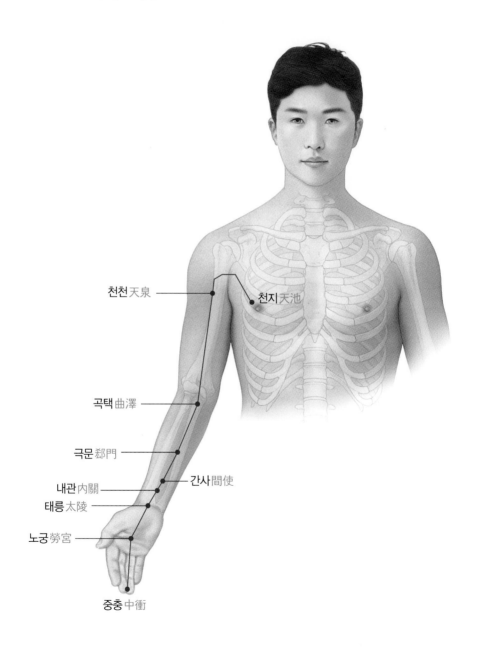

천천 天泉

천지 天池

곡택 曲澤

극문 郄門

간사 間使

내관 內關

태릉 太陵

노궁 勞宮

중충 中衝

시혈: 천지天池

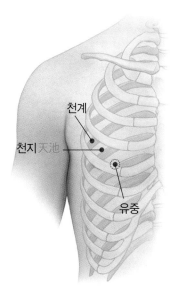

천계

천지天池

유중

종혈: 중충中衝

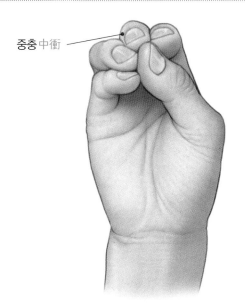

중충中衝

## 10.  수소양삼초경 手少陽三焦經

시혈: 관충關衝 / 종혈: 사죽공絲竹空

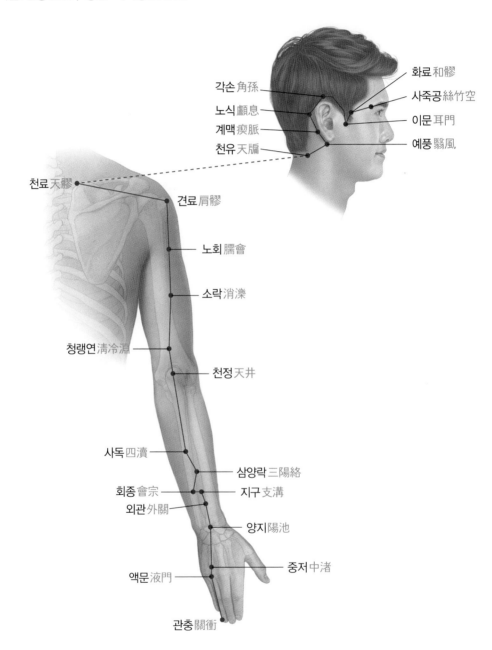

각손角孫
노식顱息
계맥瘛脈
천유天牖
화료和髎
사죽공絲竹空
이문耳門
예풍翳風
천료天髎
견료肩髎
노회臑會
소락消濼
청랭연淸冷淵
천정天井
사독四瀆
삼양락三陽絡
회종會宗
지구支溝
외관外關
양지陽池
중저中渚
액문液門
관충關衝

시혈: 관충關衝

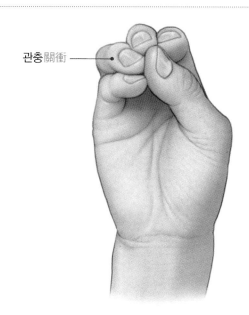

관충關衝

종혈: 사죽공絲竹空

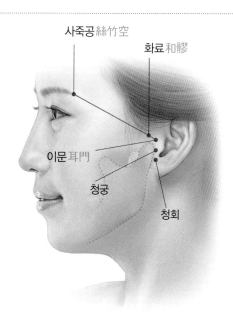

사죽공絲竹空

화료和髎

이문耳門

청궁

청회

## 11.  족소양담경足少陽膽經

시혈: 동자료瞳子髎 / 종혈: 족규음足竅陰

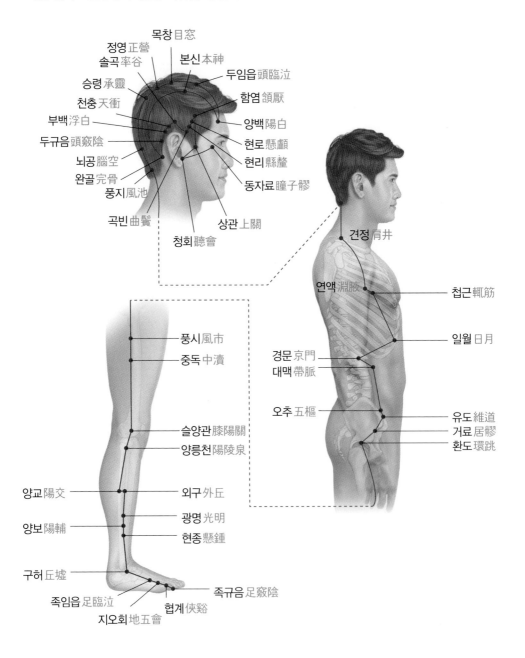

목창目窓
정영正營
솔곡率谷
본신本神
승령承靈
두임읍頭臨泣
천충天衝
함염頷厭
부백浮白
양백陽白
두규음頭竅陰
현로懸顱
뇌공腦空
현리縣釐
완골完骨
동자료瞳子髎
풍지風池
곡빈曲鬢
상관上關
청회聽會

견정肩井

연액淵腋
첩근輒筋

풍시風市
중독中瀆

경문京門
대맥帶脈
일월日月

오추五樞

슬양관膝陽關
양릉천陽陵泉

유도維道
거료居髎
환도環跳

양교陽交
외구外丘

광명光明
양보陽輔
현종懸鍾

구허丘墟
족규음足竅陰
족임읍足臨泣
협계俠谿
지오회地五會

시혈: 동자료瞳子髎

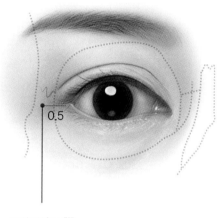

0.5

동자료瞳子髎

종혈: 족규음足竅陰

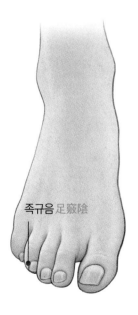

족규음足竅陰

## 12. 족궐음간경 足厥陰肝經

시혈: 태돈太敦 / 종혈: 기문期門

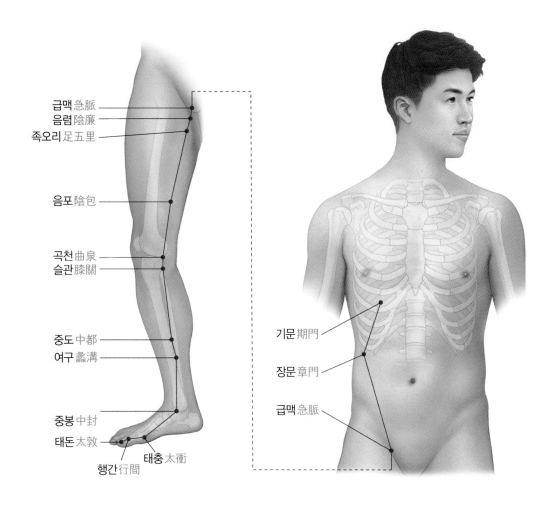

급맥急脈
음렴陰廉
족오리足五里

음포陰包

곡천曲泉
슬관膝關

중도中都
여구蠡溝

중봉中封
태돈太敦
행간行間
태충太衝

기문期門

장문章門

급맥急脈

시혈: 태돈太敦

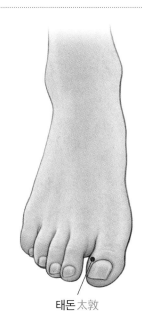

태돈太敦

종혈: 기문期門

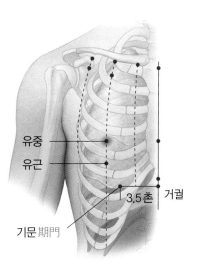

유중

유근

3.5촌 | 거궐

기문期門

# 기경 5맥 °

**1.  양교맥**陽蹻脈

시혈: 신맥申脈(방광경) / 종혈: 풍지風池(담경)

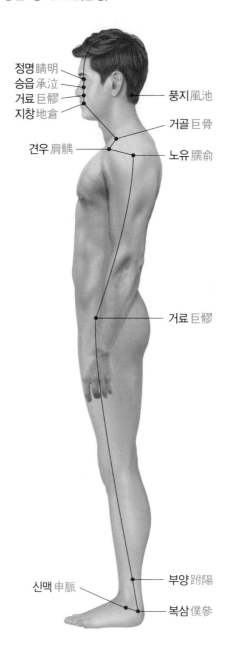

정명晴明
승읍承泣
거료巨髎
지창地倉

견우肩髃

풍지風池
거골巨骨
노유臑俞
거료巨髎

부양跗陽

신맥申脈
복삼僕參

시혈: 신맥申脈(방광경)

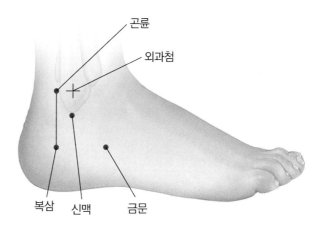

곤륜

외과첨

복삼  신맥  금문

종혈: 풍지風池(담경)

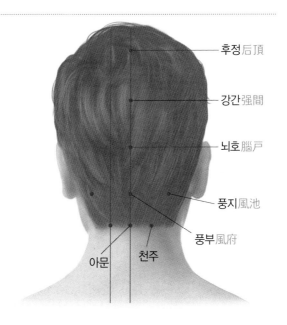

후정后頂

강간强間

뇌호腦戶

풍지風池

풍부風府

아문  천주

## 2. 음교맥陰蹻脈

시혈: 조해照海(신경) / 종혈: 정명睛明(방광경)

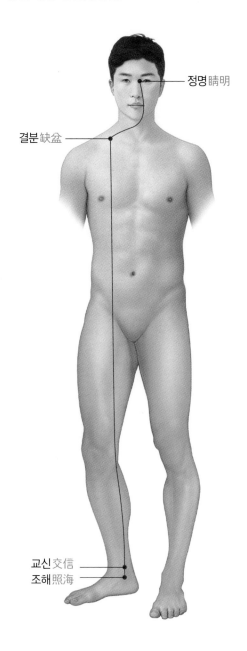

정명睛明

결분缺盆

교신交信
조해照海

시혈: 조해照海(신경)

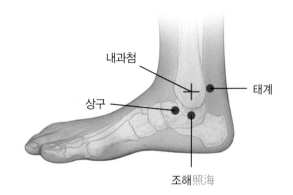

종혈: 정명睛明(방광경)

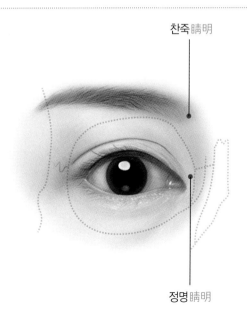

## 3. 양유맥陽維脈

시혈: 금문金門(방광경) / 종혈: 아문瘂門(독맥)

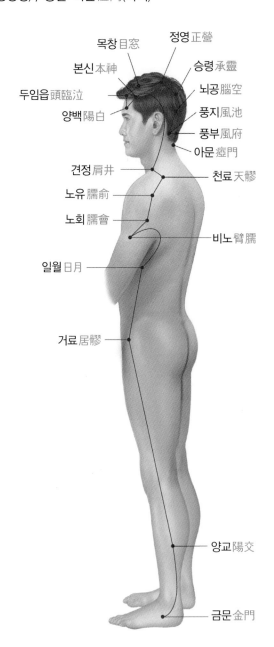

목창目窓
정영正營
본신本神
승령承靈
두임읍頭臨泣
뇌공腦空
양백陽白
풍지風池
풍부風府
아문瘂門
견정肩井
천료天髎
노유臑俞
노회臑會
비노臂臑
일월日月
거료居髎
양교陽交
금문金門

시혈: 금문金門(방광경)

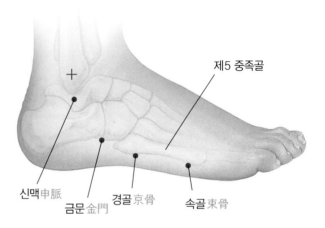

제5 중족골

신맥申脈

금문金門

경골京骨

속골束骨

종혈: 아문瘂門(독맥)

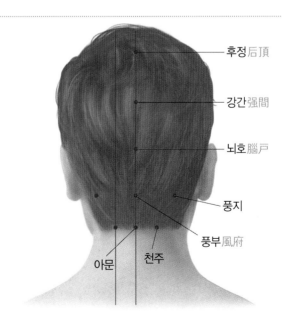

후정后頂

강간强間

뇌호腦戶

풍지

풍부風府

아문

천주

## 4. 음유맥陰維脈

시혈: 축빈築賓(신경) / 종혈: 염천廉泉(임맥)

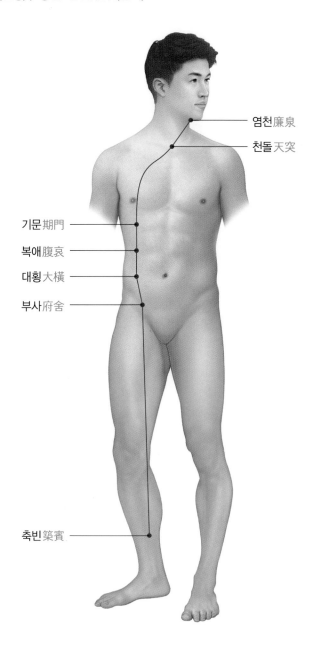

염천廉泉

천돌天突

기문期門

복애腹哀

대횡大橫

부사府舍

축빈築賓

시혈: 축빈築賓(신경)

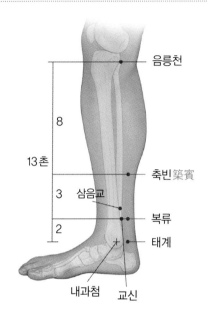

음릉천

13촌

8

축빈築賓

3 삼음교

2 복류

태계

내과첨 교신

종혈: 염천廉泉(임맥)

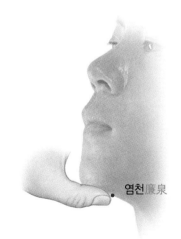

염천廉泉

## 5. 충맥衝脈

시혈/종혈: 공손公孫(비경)

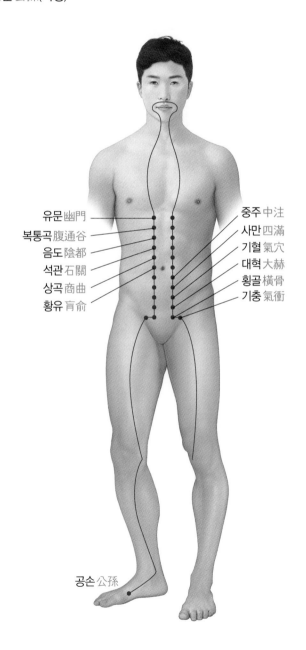

유문幽門
복통곡腹通谷
음도陰都
석관石關
상곡商曲
황유肓俞

중주中注
사만四滿
기혈氣穴
대혁大赫
횡골橫骨
기충氣衝

공손公孫

시혈/종혈: 공손 公孫

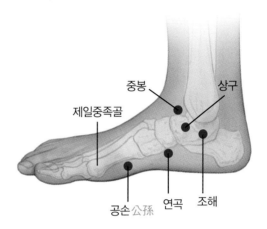

5

·

임맥과 독맥

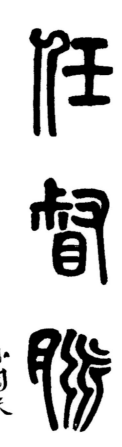

## 1. 임맥任脈과 독맥督脈

임맥任脈 ㅣ 24혈
회음會陰 → 승장承漿

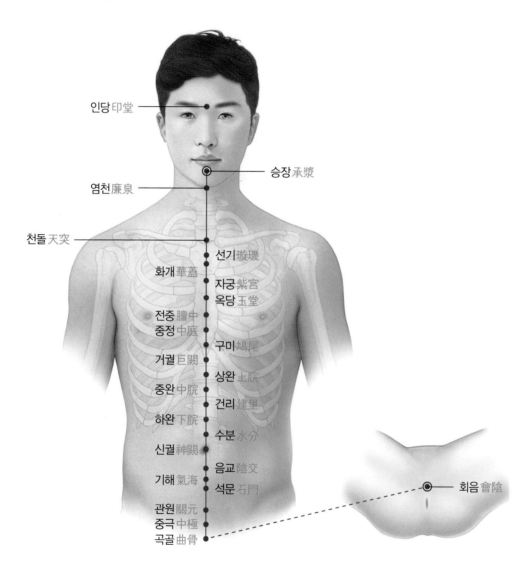

인당印堂

승장承漿

염천廉泉

천돌天突

선기璇璣

화개華蓋

자궁紫宮
옥당玉堂

전중膻中
중정中庭

구미鳩尾

거궐巨闕

상완上脘

중완中脘

건리建里

하완下脘

수분水分

신궐神闕

음교陰交
석문石門

기해氣海

관원關元
중극中極
곡골曲骨

회음會陰

독맥督脈 ㅣ 28혈

장강長强 → 은교齦交

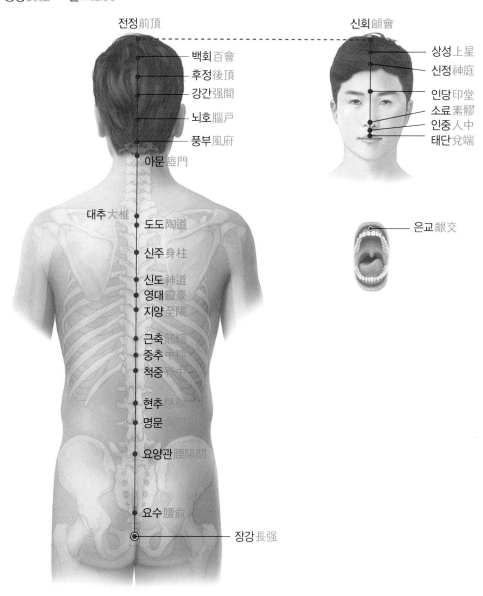

전정前頂

신회顖會

백회百會
후정後頂
강간强間
뇌호腦戶
풍부風府
아문瘂門

대추大椎

도도陶道
신주身柱
신도神道
영대靈臺
지양至陽
근축筋縮
중추中樞
척중脊中
현추懸樞
명문命門
요양관腰陽關
요수腰俞
장강長强

상성上星
신정神庭
인당印堂
소료素髎
인중人中
태단兌端

은교齦交

龍

牽

雪